KB179142

생명의 원리로서의 동종요법

<앞·뒷면 표지그림 설명>

    첨단의 유기체이론은 우주가 구조와 패턴으로 이루어진 유기체라는 인류 고래의 사상을 입증하였습니다. 생명 또한 유기체로 구조적 측면과 패턴적 측면으로 나누어 집니다. 그러나 이 두 측면은 본질적으로 서로 분리가 불가합니다. 현상에 드러나기는 둘이지만 항상 붙어 있어야 서로의 존재가 가능하므로 근본적으로는 하나입니다. 뫼비우스의 띠처럼 질병은 그 자체로는 하나의 어떤 상태일 뿐입니다. 그러나 현상의 세계에서 어떤 질환은 구조적 측면이 두드러지고, 어떤 질환은 조직의 원리라는 패턴적 측면이 두드러집니다. 완전한 의학이란 생명의 이 두 측면을 상황에 따라 적절히 고려한 의학이어야 합니다.

    현대 물리학은 우주가 물질, 에너지, 정보로 되어 있음을 증거합니다. 현대 약리학은 예외 없이 특정 약물과 생체와의 물질(구조)적인 연결을 통한 이론입니다. 그러나 유기체 우주는 물질로만 이루어진 것이 아니므로, 에너지와 정보의 차원에서 치료적 접근이 원리적으로 얼마든지 가능합니다. 동종요법은 물질의 특별한 희석이 생명유기체의 에너지와 정보 측면에 영향을 준다는 것을 밝혔고, 방대한 치료실례와 세계적인 연구 논문에서 통계적으로 완전히 입증된 의학입니다. 전세계적으로 급속도로 확산되는 이 의학은 미래의학의 한 전형입니다.

    구조에 대한 치료와 조직원리에 대한 치료는 유기생명체에 대한 완전한 치료를 뜻합니다. 그래야 좋다는 것이 아니라, 생명이 그렇게 생겼으니 그렇게 해야 한다는 의미입니다. 생명의 이치가 밝혀졌으니 아프게 돌아서 가지 마시고 진정한 원리를 따르시기 바랍니다. 불치와 난치에 대한 진정한 대책은 기적에 있는 것이 아니라 바로 여기에 있습니다.

생명의 원리로서의 동종요법

(동종요법의 과학으로 우리 자녀 마음놓고 치료하기)

저자 **임 종 호**(을지의과대학교 교수,
의학박사)

~생명의 원리를 최초로 체계화하였으며,
그것으로 동종요법의 치료실제와 과학성을 증명하였다~

전파과학사

위대한 가르침이란 각자의 마음속에 가장 훌륭한
스승이 있음을 일깨우는 것이며, 가장 위대한
치료는 모든 생명이 천부적으로 가지고 있는
내면의 치료자를 돕는 것이다.
　　　　　　　　　　　-라잔 산카란

진정한 치료란 질병을 치료하는 것이 아니라,
질병에 걸린 개인을 치료하는 것이다.
　　　　　　　　　　　-히포크라테스

감사의 글

우선 졸고를 책으로 엮어주신 전파과학사 사장님과 직원 여러분께 감사를 드립니다. 그러나 또 하나의 감사함도 전해드려야 할 것 같습니다. 바쁜 의사로서 여타 학문에 대한 관심을 가지기도 어려웠고, 관심이 있다하여도 전문서적을 볼 염두가 나지 않았습니다. 그런데 전파과학사의 여러 대중 과학서적들은 이러한 목마름에 너무나 적절한 단비였습니다. 생명의 원리를 과학적인 언어로 설명할 수 있었던 필자의 그 나마의 작업은 그러므로 전파과학사의 다양한 책들 덕분이었습니다. 대중 과학수준의 고양 없이는 과학 발전이 없음은 증명이전의 진리입니다. 이런 면에서 전파과학사의 역할은 과학입국이라는 목표로 가는 본질이며 핵심이었다고 생각합니다. 또 하나 최근 학문들이 학제간의 벽을 허물고 서로 상보적 역할을 추구하고 있는 추세입니다. 이런 면에서 뒤져있던 국내의 다방면 연구자들에게 준 영향은 또한 대단한 것이었다고 생각합니다. 다시 한번 감사드립니다. 그리고 동양사고(철학)의 본질을 전해주시고자 많은 노고를 아끼지 않은 청양대학 김만산 교수님께 깊은 감사를 드립니다. 그러나 염려되는 것은 필자의 천학으로 좋은 가르침을 곡해시키지 않았나 하는 점이고, 오류된 것이 있다면 순전히 저의 책임임을 강조드립니다. 김만산 교수님과의 만남은 내 인생에서 너무나 큰 의미였음이 시간이 갈수록 더욱 확연해 집니다.

끝으로 사랑하는 아내와 두 딸 지연이 혜련이에게도 미안함을 고마움으로 전하는 바입니다.

임종호

나는 왜 이 책을 써야만 했는가

어떤 의학도 그 자체로 좋고 나쁨이란 있을 수 없을 것입니다. 그것의 장·단점을 분명히 이해하고 숙지하고 적용한다면 말입니다. 현대의학은 많은 장점을 가지고 있고, 그 객관성과 과학성으로 가장 널리 적용되며, 때문에 현재에도 미래에도 주류의학으로 서있을 것입니다. 그러나 당연히 한계 또한 가지고 있습니다.

어린 시절 무언가를 만드는 것이 가장 즐거웠는데 그때 배운 것은 칼을 사용할 때와 톱을 사용해야 할 때가 다르다는 것이었습니다. 그러나 각 연장이 찾을 때마다 있는 것이 아니므로 톱을 써야할 상황에도 칼을 쓸 수밖에 없었고, 원하던 완성품은 고사하고 자주 손을 베이곤 하였습니다. 현대의학은 생명의 구조적 측면에 대한 치료이고, 동종요법은 조직의 원리라는 일종의 정보(또는 에너지)에 관한 치료입니다. 현대 물리학은 우주가 물질, 에너지, 정보로 구성됨을 증명하였고, 시스템이론은 생명이 구조와 패턴으로 이루어졌음을 말합니다. 그러므로 생명처럼 전체성이 중요한 유기체의 경우, 조직의 원리가 대단히 중요함은 부정할 수 없는 사실입니다.

그러므로 모든 치료자들은 이 책을 보고 생명의 진정한 원리를 깨달아 환자의 치료에 완전을 기해야 할 것이고, 일반독자들도 이 책을 보고 생명의 원리를 알아 그대로 원용, 자신은 물론, 가족의 건강에 기여해야 합니다. 생명을 안다는 것은 유기체인 우주를 안다는 것과도 일맥하므로 여기서도 큰 소득이 있을 줄 압니다.

끝으로 보건 정책담당자들이 관심을 가질 것은, 예정된 의료개방(2006년)을 통해 첫째로 들어올 의학(동종요법)이므로 피동적으로 대비하지 말고 능동적으로 받아들여 오히려 우리 것으로 만들어야 한다는 것입니다. 이 의학의 원리는 동양의 우주론과 한치도 다른 점이 없으므로, 독일에서 창도되고 유럽과 미국이 주도하고 있지만 동양에서 완성될 운명을 가지고 있습니다. 현재 의료보험 재정의 대부분이 감기 등 사소한 급성질환에 낭비되고 있다고 알려지고 있습니다.

가가호호 이 의학의 원리를 배우고, 이 책의 예시대로 흔한 급성질환에 응용된다면, 무분별한 화학약물의 소비(외화낭비)가 절제될 것이고(특히 포괄수가제와 같이 시행되면), 동시에 의보재정이 건실화 될 유일한 대책임을 전하고자 이 책을 씁니다. 아울러 많은 의사나 한의사들이, 이 의학을 깊이 배워 인류의 염원인 불치에 대한 공포를 근절시켜 줄 것을 당부 드립니다.

일러두기

(넘쳐나는 치료법과 약물의 홍수 속에서 노아의 방주를 지으며!)

몇 시간만 투자하여 본서의 생명에 대한 이야기와 그에 근거한 치료법(동종요법)을 읽고 또 따른다면, 우리 자녀들의 현재의 건강은 물론 미래의 건강도 담보할 수 있도록 이 책을 썼습니다. 필자는 환자에 치료적 도움을 주는 의사이고, 약에 대해 연구하고 강의하고 적용하는 약리학자이지만, 집에서는 두 딸의 건강과 행복을 위해 항상 기도하는 아버지입니다.

그런 마음에서 이 책을 자녀들의 행복을 위해 헌신하는 모든 부모님들께 바치고 싶습니다.

본서는 일상 생활에서 흔히 발생하는 급성 질환들 위주로, 의학에 대해 모르는 사람도 자녀에 대한 사랑만으로 읽고 무난히 시행할 수 있도록 노력하였습니다. 사실 동종요법은 어린이와 어른을 구별하지는 않으므로, 모든 치료적 실제는 그대로 어른에게도 적용됩니다. 단지 어린이는 생명력이 뛰어나서 동종요법 치료의 효과가 빠르게 나타나고, 부모님들은 자신의 고통보다도 자녀의 고통에 더 아파

11

하시므로 어린이를 주인공으로 내세운 것입니다.

현대 사회에 이르러 대중의 수준이 고양되면서, 이제 의식적으로 열려지고 지식적으로 고양된 많은 부모님들은 치료약물들의 오·남용 위험성을 잘 알고 계십니다. 감기와 같은 흔한 급성질환을 앓고 있는 경우에도, 사실상 감기 치료약은 아직 개발되지 못한 관계로, 증상의 괴로움이나 없애주는 해열제(열의 억제)나, 진통제(고통의 억제), 기침 억제제 등등을 사용하는 수밖에 없다는 것은 이제 상식이 되었습니다.

자녀의 고통 앞에서 대신 아파 주지 못하는 것을 원망하면서도, 상기의 약들이 인체 내에서 좋은 일만 하는 것이 아니라는 것도 잘 알기 때문에 부모님의 고뇌는 더욱 큽니다. 괴롭다는 이유에서이지만, 단순한 증상의 억제는 언젠가 큰 질환의 단초를 제공함은 의학적 지식이 아니더라도, "언 발에 오줌 붓기"라는 비유로, 이 세상을 살아온 경험과 상식을 통해 잘 알고 계십니다.

오늘날 왜! 그토록 무서운 병들이 어른은 물론 어린이들까지 심각하게 위협하고 있는지는 양심적인 의학 잡지의 호소가 아니더라도, 우주만물의 순리 운행 이치로서 뻔한 일입니다. 모든 크고 작은 질환에는 반드시 이유(역사)가 있다는 것입니다.

특히 작은 질환을 잘못 다스려(본질을 모르고 증상만 억제) 그 당시에는 드러나지 않지만, 그 어린이의 인생 언젠가에 후한이 되는 경우가 적지 않습니다. 그러므로 약(藥)이라는 거룩한 이름으로 포장한 화학물질(생약을 포함)은,

당신이 어떻게 생각하고 있더라도, 인체에 투여되어 인체와 화학반응을 일으켜 작용할 뿐입니다. 의사들은 그 화학반응의 긍정적인 면만 주로 보고 처방하는 것이죠. 물질로 대표되는 현상의 세계에서는 한 면만 있는 것은 불가능합니다. 한 면만 있는 "종이(Paper)"는 상상할 수도 없습니다. 앞면(이로운 면)만 있고 뒷면(해로운 면)은 없는 경우는 현상에 드러나지 못하여 아무도 본 사람이 없습니다.

그리고 세상의 모든 이치가 그렇듯이 앞면으로 불쑥 솟아 약효가 강하면, 뒷면은 그 만큼 움푹 들어가 독-작용도 강해집니다. 투여된 약물이 의사들의 바램이나, 환자의 간절한 기도에 감동하여 옳은 일만 하고 사라질 것이라는 기대는 하기 어려운 것 같습니다. 종래의 의학에는 이런 딜레마가 있기에, 약리학자로서 그 대안과 보완으로 동종요법(새로운 약리학)을 소개하는 것입니다. 본서는 현대의학의 혁혁한 업적을 비하할 의도도 없고 그럴 수도 없습니다.

그러나 현대의학의 그 많은 장점보다는, 그 중에서도 보완해야 할 일부 단점을 주로 말하므로 오해가 없길 바라며, 현대 의학은 누가 뭐라 해도 주류의학이고, 무엇이 대체 할 수도 없음 또한 자명한 사실입니다. 이러한 주류의학(현대의학)이 기본이 되어, 그 일부 단점이 드러내지고, 보완만 된다면 그야말로 인류 최대의 꿈인 완전의학으로 향하는 첫 관문은 이제 통과한 것입니다.

이런 목적에서 그 보완책으로 본서가 동종요법을 소개하는 것입니다. 우리나라의 경우 동종요법이 그 이름조차 무척 생소하여, 변방의, 소수의 치료자가 이용하는 비법의 일부라고 생각되기 쉬우나, 전세계적으로 5억 이상의 인구가 이 치료법을 이용하는 것으로 세계보건기구(WHO)가 몇 년 전에 보고하였습니다. 그러나 그 확장 추세가 최근 20년간 가히 기하급수적이어서 현재는 그 보다 훨씬 많은 인구가 혜택을 받고있는 의학입니다.

그리고 이 인구의 대부분은 우리가 선진국(유럽, 아메리카)이라고 알고있는 국민들입니다. 상대론, 양자론이라는 현대물리학의 혁명과 그런 것에 강하게 영향을 주고받은 포스트모더니즘, 그리고 이들의 사상적 결과물인 시스템이론이 현대에 이르러 비로소 개화되면서 동종요법은 과학적으로도 손색이 없음은 물론이고, 새로운 생명이론을 주도할 것으로 지목되고 있습니다.

독자 여러분께 확실히 말씀드릴 수 있는 것은 향후 이 의학은 반드시 더욱 확산되고 발전할 것이라는 것입니다. 필자에게 신기(神氣)가 있어서 예단을 미리 말씀드리는 것이 아니라, 생명에 대해 오랜 동안 연구해 오는 과정에서 동종요법이 현대의학과는 또 다른 각도에서, 생명현상의 본질을 본 치료법임을 자각하여 드리는 말씀입니다. 동종요법이 인술이라는 의료의 본래성에 부합됨은 두말할 것도 없지만, 차제에 의료인들에게도 당부 드리고 싶은 것은 인술도 인술이지만 대세(자연의 원리)로서 거부할 수 없는 것은 적극적으로 수용해 내 것으로 만드는 것이 또한 세상을 사는 지혜가 아닐까 한다는 것입니다.

동종요법은 문화적으로 선진국이라는 나라에서는 오래

전부터 현대의학과 서로 보완적으로 자연스럽게 쓰이고 있던 의학이었고, 단지 1950년대 이후로 강력한 진통제, 항생제, 소염제, 스테로이드제의 개발로 일시적으로 쇠퇴되었던 의학입니다. 그러나 현대에 이르러 불치와 난치병에 대해 현대의학의 무력함이 일부 노정 되면서, 다른 한편으로는 그간 명실상부 과학의 근본으로 군림하던 물리학과 수학에서의 혁명적 발견과 사고 전환에 힘입어 생명에 대한 본질적인 발견들이 하나 둘 이루어졌기 때문입니다. 아는 사람들은 다 알지만 현대의학이 300년 전의 뉴턴과 데카르트의 사상과 과학에 기반을 두었다면, 동종요법은 양자이론과 상대성이론에 그 과학적 근거를 의지하고, 사상적으로는 시스템이론과 생태학, 심층심리학, 그리고 철학적으로는 포스트모던의 제반 사상에 배경을 가지고 있습니다. 이러한 세부 내용은 동종요법 Ⅰ과 동종요법 Ⅱ(출간예정)를 참조하시기 바라며 이 책의 Ⅲ장에서도 일부 언급하였습니다.

아무튼 본서에서는 동종요법에 대한 간략한 소개와 급성질환에서 동종요법 치료실제를 통해, 의료인은 물론 일반인도 쉽게 이용할 수 있도록 하는데 최선을 다했습니다. 아무리 좋은 의학도 국민들의 관심이 없으면 전파되기 어려운 고로, 항상 어린 자녀들의 건강에 노심초사하는 부모님들의 애틋한 마음에 호소하고자 어린이를 위주로 제목과 일부 내용을 전개하였음을 다시 말씀드립니다.

그러나 동종요법의 실제 치료 예에서는 경우에 따라 어른의 예를, 또는 어린이의 예를 편의상 들었을 뿐, 치료적용에 아무런 차이가 없으므로 모두의 급성질환에 똑 같이 적용하시면 됩니다.

이 책은 세 부분으로 구성되는데, 첫 부분에서는 동종요법에 대한 소개를 하였고, 둘째 부분은 동종요법을 이용한 일상에서의 간단한 "치료예"들을, 그리고 마지막으로는 동종요법이 생명의 원리에 대한 치료법이므로, 생명이 어떤 것인지를 새롭게 밝혀, 동종요법이 생명과학적인 치료법임을 증명하였습니다.

의료 개방은 이제 시간의 문제일 뿐입니다. 제가 어렵게 소개하지 않아도 동종요법은 외국으로부터 도입될 것이고 그 때에 가서 엉겁결에 받아드려도 됩니다. 그러나 우리의 역사가 말하듯이 피동적으로 떠밀리는 수용은 수많은 문제를 야기했음은 너무나 아프게 알고 있습니다. 그리고 누구나 단 한번의 일회적 삶을 산다고 생각할 때, 더 늦기 전에 현대의학의 좋은 배필인 동종요법을 소개해 드리고 싶었습니다. 이제야 비로소 완전한 의학에 대한 바램도 무망하지 않게 되었습니다.

생소한 용어가 나올 때마다 주석을 달게 되면 분량이 너무 커지므로, 읽다보면 반복되어(뒤에 나옴이라고 표기) 자연히 그 의미를 통하게 되도록 노력하였습니다.

이 책은 급성질환의 예를 중심으로 하였으므로 만성질환에 시달리시는 분들은 이 책에서 동종요법을 이해하시고 전문가를 찾아가시면 치료에 훨씬 도움이 된다는 것을 알려드립니다.

차 례

나는 왜 이 책을 써야만 했는가 9

일러두기 11

I. 동종요법의 입문

완전의학으로 가는 길 21

동종요법이란? 31

동종요법의 현황 36

동종요법의 과학적 연구논문들 44

동종요법의 최대 장점이자 약점인 희석의 법칙 44

검증(Proving), 약전(Materia medica), 증전(Repertory) 51

증상을 어떻게 볼 것인가 57

동종요법에서 급성질환(증상)과 만성질환(증상)은 아주
다르다 66

동종요법에서의 증상의 분류 70

동종요법과 어린이 77

어린이 질환의 치료 79

동종요법 치료 중에 유의할 점 ·····················83

II. 동종요법 실제

스포츠와 동종요법 ·····················94

멀미 / 94   손상에 대한 동종요법 / 96

타박상 / 98   열상, 찰과상 / 99

골절, 염좌가 의심 / 101   골절 / 102

염좌 / 103   화상 / 104

두부와 뒷목 타박상 / 106

소화기와 동종요법 ·····················109

소화불량, 복통, 속 쓰림 / 109

설사나 급성 복통의 문제 / 111   변비 / 115

감기를 포함한 상기도 감염의 동종요법 ·····················116

귀, 코 그리고 목의 제반 문제 / 116

감기의 시작 / 118   분비물로 결정하기 / 118

목이 아프다 / 119   기침이 나온다 / 119

코피가 난다 / 120   귀가 아프다 / 120

동종요법에서 감기에 대한 가장 간단한 치료 / 120

만성 코막힘 / 121   독감 / 122

급성 피부질환에 대한 동종요법 ·····················122

두드러기 / 122   종기 / 123

어린이의 행동장애 ·····················124

소심하고 조용한 성격을 가진 어린이의 행동장애 / 124

주위가 산만하고, 과다한 행동을 하는 어린이 / 126

기타 질환에 대한 동종요법 127

  치아 발아 통증 / 127   불면증 / 128

  야뇨증 / 130   피로 / 132

  류마티스 통증 / 133   골관절염 / 134

  두통 / 134

참고 동종요법 약물과 그 원료 134

III. 동종요법과 과학

생명체의 구조인 "소산구조" 137

자기조직화 원리(소산구조 형성의 원리) 143

생명체의 패턴인 "자기제작(Autopoiesis) 패턴" 146

자기제작패턴과 오행론 157

유기체론과 기계론의 비교 169

임스(IM'S) 포인트(불가능의 지점) 176

현대물리학이 말하는 진정한 과학은 이것인데!! 179

생명원리의 요약 186

찾아보기 201

I 동종요법의 입문

관계로 이루어진 우주에서 홀로 완전할 수 있는 것은 없다

완전의학으로 가는 길
"왜 동종요법인가"

누구나 어렸을 때, 작게는 감기로부터 기타 여러 질환에 시달리지 않을 수 없었습니다. 그 때마다 어머니는 자신이 대신 아팠으면 좋겠다는 기도를 하셨고, 어린 눈으로 보기에도 그것은 그냥 하시는 말씀이 아님은 알고 있었습니다.

그러나 그 진실의 정도가 얼마나 깊은 지는 가늠하지 못했고, 이제 자식을 키우면서 그 깊이를 알고도 남음은 물론이려니와 새삼 부모님의 그 크나큰 우주에 눈시울이 더워집니다.

우리의 어린 자녀들이 고열과 두통, 심한 기침과 아픈 목을 호소할 때, 지금의 시대에 와서 과연 우리는 우리 부모세대보다 덜 안타까운지, 올바른 대책은 있는지 묻고 싶습니다. 엄청난 발전을 해왔다고 자부하는 현대의학과 그것을 전공한 의사인 저로서도 진정으로 환자를 위해 해줄 것이 없는 경우가 많습니다.

특히 치료자로서 연구자로서 사랑스런 내 아기에게도 그런 경우, 화학물질인 해열제나 소염제, 항생제를 써야 할지에 대해, 그리고 그간 나를 찾아왔던 환자들에게도 마찬가지로 심각한 고민이 아닐 수 없었습니다. 이러한 약물들은 하나 같이 작용이 강한 화학물질입니다. 그리고 그 점 때문에 음식이 아니라 약물로 사용하는 것입니다.

나는 어린이의 보통 감기에 일반적으로는 약을 쓰지 않는 것을 원칙으로 하고 있었으므로, 내가 조그만 병원을 하고 있던 동안에도, 어쩌다 우리 아이가 열이 올라 고통스러워하면, 내 아내는 나 몰래 약을 사다가 먹이는 경우가 있었습니다.

그러나 그것이 바로 부모의 마음임을 알기에, 또 특별한 치료 책이 없기에 모른척하고 어서 낫기만을 바랄 뿐이었습니다.

당연한 상식이지만 상기의 말이 무조건 해열제 등을 쓰지 말라는 말은 아닙니다. 열의 원인이 확실하고, 고열로 어린이가 너무 괴로워하면 해열제는 좋은 치료제일 수 있습니다.

그러나 그렇지 않은 경우인데도 너무 자주 사용하는 경우를 말하는 것입니다. 동종요법을 알기 전까지만 하여도, 감기에 걸려 고생하는 우리 아이에게 수분을 충분히 공급하고, 주위 환경을 쾌적하게 하고, 여러모로 기분을 배려해주며, 여기저기 주물러 주는 것과, 심하면 증상억제 약물을 쓰고, 진심에서 아빠가 대신 아팠으면 한다는 주문과 기도가 전부인 경우도 많았습니다.

사실 가장 흔한 질환인, 이러한 감기 치료를 예로 든다 하여도, 안타깝게도 반세기 전과 치료적 방법이나 치료효율 면에서 의학적으로 달라진 것은 거의 없습니다. 결국 시간이 가면 나을 질환에, 증상(괴로움)을 무조건 잘못된 것, 나쁜 것, 그러므로 없애야 하는 것이라고 보는, 즉 증상의 억압을 주로 하는 현대적 약물의 투여가 내키지 않는 경우를 많이 경험하셨을 것입니다.

경우에 따라, 의학서적이 제안한 명백한 경우가 아닌데도, 합병증을 막는다는 명분으로 함부로 항생제를 쓰는 행위는 의학적으로 용서받기 어려운 일입니다. 약을 연구하고 실험하고 적용했던 의사로서 다시 한번 분명히 말하고 싶은 것은, 현대의학에서 사용하는 약물은 앞면을 보면 약(藥)이지만 반드시 그 뒷면은 독(毒)이란 점입니다. 이 말은 전세계 의과대학에서 강의되는 대부분의 약리학 서적의 서론을 장식하는 말이기도 합니다.

현대의학은, 모든 의학이 그렇듯이 원인의 제거를 제1의 목표로 하지만, 생명체 같이 복잡하고 서로 얽힌 구조에서 진정한 원인이란 사실상 알기가 어렵습니다. 뒤에 언급되겠지만 유기체에서 결과는 또 다른 원인일 뿐이기 때문입니다. 또한 원인을 안다고 하더라도 예를 들어 감기 바이러스의 경우 아직 치료약이 없습니다. 그러므로 감기-약을 포함한 적지 않은 약들은 괴로운 증상을 억제하는 약으로 보아야지, 치료약으로 보기 어려운 점이 있습니다. 약물과 독(毒)이 앞뒤로 함께 한다면 너무 심한 비교로 생각되어 다음과 같은 예가 적절할 것으로 보입니다. 급할 때 돈을 대출해 주고 이자를 받는 은행을 예로 들어보겠습니다. 급전이 필요하여 대출을 받아, 급한 금전 문제가 해결되고 경제는 다시 튼튼해집니다. 이처럼 은행은 우리의 실생활에 아주 중요한 역할을 수행합니다. 대신에 대출된 돈은 차후 이자를 쳐서 반드시 갚아야 합니다.

마찬가지로 인체 조절시스템의 어떤 부분에 외부적 강제(타율적 조정)를 모토로 하는 현대 약리학의 이론상, 어떤 질병을 치료코자 쓴 대부분의 화학적 약물은 우리에게 일시적 이득을 준 반면 반드시 세월을 지나 이자를 쳐서 그 대가를 지불해야할 경우가 있다는 것입니다.

그러나 그렇더라도 급한 경우, 은행이 그런 역할을 하였듯이, 이러한 약은 꺼져 가는 생명을 살리는데 귀하고 귀한 약입니다. 갑자기 발생하는 천식의 경우 기관지가 좁아져 호흡이 곤란해지고 빨리 약이 투여되지 못하면 생명을 잃게 됩니다. 급전이 필요한 사업가가 은행이 없었다면 망하는 것과 마찬가지 상황입니다. 이자의 지불은 나중이고, 이런 급한 경우에는 이것을 문제삼을 이유가 없습니다.

그러나 중대하지도 않은 일반의 질환에 자주 증상만을 억압(변조)하는 약물의 남용은 향후 건강에 큰 문제를 일으킵니다(증상에 대한 진정한 정의는 뒤에 언급합니다). 꼭 필요하지 않은 데도 자주 돈을 빌리는 기업이 오래가지 못하는 것과 같습니다. 또한 증상이란 것은 그리로 표출된 것이지 반드시 거기가 원인(≒문제의 중심)이라고 볼 수는 없는 것입니다.

그러므로 약물들은 꼭 써야 될 때를 알아 잘 쓰면, 대단한 효과를 발휘 하지만, 그렇지 않고 증상이 괴롭다고 증상의 진정한 의미도 모르고 무조건 억압하거나 없애려고만 사용하면 틀림없이 재앙을 불러온다는 것입니다. 모든 의학은 자신의 한계와 장점을 명백히 알고 엄격히 적용되었어야 하는데, 달리 말하면 아무 질환에나 모든 의학이 다 통용되는 것이 아닌데, 그것조차 모르는 경우가 많아 심각하다 아니할 수 없다는 것입니다. 그러므로 약물을 써서 생기는 이득과 반드시 뒤따르는 손해를 예상해서 의사는 처방에 임해야 합니다.

그러나 우리의 의료보험 시스템과 국민들의 수준에서 볼 때, 현실적으로는 의사가 이렇게 진료에 임했다가는 여러 모로 파경에 이릅니다. 일반인들은 병원에 오면 의례 약을 받아가야 하는 걸로 알고, 또 병원에 가 진찰을 받고 약을 받아오는 행위자체만으로도 적이 안심이 된다고 하니까요.

제가 이 책에서 말하고 싶은 점은 현대의학은 그 과학성과 객관성 그로 인한 대중성의 입장에서 어떤 의학도 결코 그것을 대신하지 못한다는 것입니다. 앞으로도 언제까지나 주류의학일 수밖에 없습니다. 그렇다고 현대의학이 만능이고 모든 것을 해결할 수 있다는 것은 아니라는 것이죠. 현대의학이 효과를 별로 발휘하지 못하는 질환의 영역도 많습니다. 제가 의사를 포함한 모든 치료자에게 감히 부탁드리는 싶은 말씀은 과학성과 객관으로 이룩된 현대의학이 모든 치료의 기본이 되어야 한다는 것입니다. 인체에 대하여 객관적으로 증명된 사실은 알고 난 후(객관이라는 현대의학으로 파악한 후에) 체질치료도 좋고, 기 치료도 좋다는 것입니다. 옛 분들이야 인체에 대한 과학적 지식이 알려지지 않아, 당시 지식의 한도 내에서 최대한 인체를 해석한 것이지만, 이제는 과학이 객관적으로 밝힌 사실을 기본적으로 알고, 필요하다면 초월하여, 한의학이나 대안의학을 해야한다는 것입니다.

객관성이나 통계적 유의성을 갖추지 못한 요법들은 자연발생적인 우연한 치료효과를 일반화시키고 포장하여 지푸라기라도 잡으려는 환자의 애타는 마음을 노리고 있습니다.

두 부류(양방, 한방, 또는 양방, 동종요법) 의학을 서로 다른 사람이 각각 전공하는 것보다 국민건강에 해로운 일은 없을 것입니다. 두 의학을 한 사람이 전공하는 것보다 국민건강에 더 좋은 일은 없을 것입니다. 생명의 현상인 병이 원래 "한방 병", "양방 병"으로 기계적으로 나누어질 수 있는 것이 아니기 때문이죠.

요약하면 현대의학이 주류의학임에 틀림없지만 어쩔 수 없이 한계는 있으므로 현대의 의사들은 그 단점을 보완할 공부를 반드시 해야 한다는 것입니다. 앞으로 이해하시겠지만 본서에서 소개하는 동종요법이 한의학보다 그 객관성과 통계적 유의성(치료 지표의 일관성과 방대한 분량)으로 인해 현대의학과 장·단으로 잘 어울릴 것이며, 치료에서 좋은 상호보완관계에 놓이므로 현대의 의사들이 동종요법을 공부하면 완전한 치료자로 거듭날 수 있다는 점입니다.

무엇보다도 좋은 점은 동종요법이 "질병에 대한 치료"가 아니라, "아픈 사람에 대한 치료"이므로 오늘날 의료 현장에서 자주 발생하는 의사와 환자간의 불신도 사라져 치료 효율이 더욱 제고될 것이라는 점입니다. 한편 동종요법이 생명을 보는 견해가 한의학과 많이 공통되므로 한의학과 교류에서 서로 상보적으로 크게 발전할 것으로 예견된다는 점입니다.

오늘날에 와서 현대의학은 그 많은 장점보다 단점이 주로 부각되고 있습니다. 그것은 현대의학이 자신의 장점을 살리지 못하는 일부 질병까지 기계적으로 적용되고 있고 당연히 그 결과가 좋지 않게 나타나기 때문입니다. 현대 의사들은 질병의 전문가이지만 건강에 전문가는 아니라는 사실은 현대의학의 최대 급소입니다. 어떤 통계를 보니까 전문 직종 중 의사의 수명이 가장 짧은 것으로 나왔습니다.

언제부터인가 내려오는 농담이, 어디까지나 농담이지만 심부를 관통합니다. "아프면 병원에 가야한다. 왜냐하면 의사도 먹고살아야 하니까, 그리고 약국에도 가야한다. 왜냐하면 약사도 살아야하니까, 그러나 받아온 약은 쓰레기통에 버려야한다. 왜냐하면 너도 살아야 하니까" 약리학자로서 의사로서 이런 말은 듣는다는 것은 참으로 자존심 상하는 일입니다.

그러나 이 말은 주류임에만 안주하여 환자가 바라는 치료와 의사가 생각하는 치료가 다른, 즉 환자들과 괴리되어 있는 현대의학에 대한 아프지만 충언임을 알아야 합니다.

하지만 이런 농담보다, 현대의학과 현대적 약물의 실질

적 중요도를 폄하하는 사람들은 약을 꼭 써야 할 때와 안 그런 때를 가리지 못하는 즉 현대적이라는 편견의 맹신 속에서 약물을 오·남용하는 의사들과 과용을 부추기는 의료제도와 만병통치를 주장하는 제약산업과 광고시스템입니다.

생명의 대(大)원칙을 모르는 의사의 처방은 그가 현대의학의 이론을 조금은 알고 있다하여도 도리어 위험할 수밖에 없습니다. 어떤 어린이가 향후 인생에서 무공해 환경과 그리고 스트레스 없는 세상에만 산다면 몰라도, 지금처럼 공해의 심각과 화학첨가물을 자주 섭취하는 환경에서는, 웬만한 급성 질환에 함부로 쓴 약물(한약, 양약)과, 입과 코로 섭취된 공해물질들이 체내에 누적, 상승작용을 하여 확률이 맞아떨어지는 날 돌이키지 못할 질환의 단초가 됩니다. 그냥 이유 없이 생기는 병은 없습니다. 질병들은 다 그럴만한 이유(역사)를 가지고 있습니다.

오늘날 여러 과학이 입증하는 사실은 우리가 한번 쓴 약물은 그 물질 자체는 대사(배설)를 거쳐 얼마의 세월 후 완전 배설되었다 하여도, 그것이 체내에서 행한 화학반응의 흔적은 영구히 계속되다가 인생의 어떤 날, 어떤 원인과 만나면 협동적으로 작용하여 그 처절한 불치의 원인으로 될 수도 있다는 것입니다(유기체의 기억원리). 어떤 것이 어떻게 상호작용 하는 각론적이고 구체적인 사례는 아직 상세히 밝히지 못하고 있지만, 총론에서만큼 이러한 개연성은 틀림없습니다. 이러한 예상 확률은, 이미 안전성이 검증된 약물이라면 한두 번 사용한다해서, 대단히 높지는 않을 것이지만, 그렇다고 확률이 없는 것은 아닙니다(장기간 복용은 더욱 문제이지만). 더군다나 나도 모르게 호흡과 입을 통해 섭취되는 화학물질(대기오염, 수질오염, 식품첨가물)과 섭취될 양·한방 약물의 상호작용은 약물의 안전성여부를 전혀 보장하지 못합니다. 그러므로 꼭 필요하지도 않은데 약물을 자주 복용하여 미미한 확률이라도 키워 후환을 만들 필요는 없다는 말입니다.

필자는 지금부터 10여 년 전에 동종요법이라는 치료법과 만나게 되었습니다. 그 당시 개업의로서 현대의학의 여러 문제점을 대면하게 되었고, 그런 연장선에서 현대의학의 장점은 지켜나가고 결점을 보완해줄 대안치료법에 관심이 많았을 때입니다. 그리고 그 후 여러 대안 의학들을 접하고 배우면서, 그 중에서 동종요법이 경험적으로나 이론적으로 부작용이 있을 수 없는 순리적 치료라는 사실과 무엇보다도 그간의 치료적 경험이 통계적으로 정리되고, 검증되어 객관성을 확보하였고, 그 결과 치료의 차원에서 현대의학과 서로 좋은 상호보완관계에 있다는 사실을 알게 되었습니다.

특히 감기 등 급성의 질환에서 약을 쓰자니 꺼림칙하고 안 쓰자니 불안하고, 또한 고통에 시달리는 모습이 너무 안타까웠는데, 이러한 딜레마를 없애주는 동종요법은 알고 보니 우주의 순리 이법과 최첨단의 과학원리에 따른 치료였으며, 현대의학과 보완적으로 어울린다면 인류에게는 더 없는 축복일 것이라는 점을 알았습니다. 의료 선진국에서 이미 보편적으로 시행하고 있는 방법이지만, 동종요법에는 두 가지의 큰 실용적 나뉨이 있습니다.

첫째, 흔한 급성질환에 대한 동종요법의 활용은 일반인도 자기나 자신의 가족에 대해서 부작용 없이 어렵지 않게 시행할 수 있다는 것이고.

둘째, 동종요법을 심도 있게 공부하고 경험한 의사들을 많이 배출하여 불치와 난치(만성병)에 대한 인류의 불안을 덜어 주는 것입니다(동종요법에는 원리적으로 불치병이 없습니다).

이미 여러 의료 선진 국가의 보고에 의하면 동종요법은 이러한 두 가지 면에서 크게 기여하고 있는 것으로 알려져 있고, 이런 면 때문에 근래(10~20년)에 갑자기 전 세계적으로 그야말로 기하급수적으로 부상하고 있습니다.

우리 나라의 경우 특히 의료보험재정의 대부분이 감기 등 사소한 질환에 낭비되고, 실제 고가의 집중적인 치료를 받아야하는 고통의 환자에게는 크게 도움이 되지 못하고 있는 바, 환자의 건강을 위해서나, 하다 못해 공적 기능의 의료보험운영의 정상화를 위해서도 절실히 요구되는 의학입니다. 아울러 수 조원에 달하는 수입 의약품을 대체할 수 있어 시급히 요청되는 의학이기도 합니다.

아무쪼록 이 한 권의 책이 우리 어린이들의 건강에 크게 기여하기를 어버이의 한 사람으로 빌어마지 않습니다.

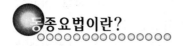

동종요법이란?

　동종요법은 "비슷한 것으로 비슷한 것을 치료한다"는 히포크라테스 이래의 명제를 제일의 원칙으로 하고 있습니다. 히포크라테스의 주장은 모든 민족들의 민간 요법에도 한결같이 드러나 있는데 엄밀히 말하면 "질환을 일으킨 원인(원인물)을 치료로 쓴다"는 것입니다. 이것은 동양사고의 결자해지(結者解之)라는 의미와도 바로 통하는 우주적 보편 원리입니다. 아파 본 사람이 아픈 사람의 처지를 가장 잘 이해합니다. 사실상 진정한 치료는 이해입니다. 칼 융(Carl jung)의 집단무의식을 들먹이지 않아도 모든 인류는 예로부터 이러한 우주의 진리를 천부적으로 함지하고 있었던 것입니다. 우리의 전통에도 개에 물리면 그 개털을 상처부위에 바른다든지, 쐐기에 쏘이면 그 쐐기를 으깨어 바르는 등의 치료를 수천 년간 지속하여왔고 오늘날 일부 시골에서는 아직도 치료법으로 남아있습니다.

　"비슷한 것으로 비슷한 것을 치료한다"는 명제는 "질환을 일으킨 원인(원인물)을 치료로 쓴다"는 명제를 논리적으로 포함하고 있습니다. 그러므로 이러한 측면에서 접근하는 것이 동종요법을 처음 대하는 분들의 포괄적 이해에 도움이 되며, "비슷한 것으로 비슷한 것을 치료한다"는 명제의 당위성, 객관성, 과학성을 검토하는데 유용합니다. 그러므로 "질환을 일으킨 원인(원인물)을 치료로 쓴다"는 명

제를 출발점으로 해서 "비슷한 것으로 비슷한 것을 치료한
다"는 동종요법의 대 원칙으로 확장할까 합니다. "질환을
일으킨 원인(원인물)을 치료로 쓴다"는 말은 물질적으로
비유하면 "비소"를 먹고 중독 된 사람에게, 오히려 "비소"
를 주면 그 질환이 치유된다는 원리입니다.

그러나 실제로 이렇게 한다면 그 자체로는 치료는커녕
오히려 악화시키기만 할 것입니다. 상기의 개 물림, 쐐기에
쏘임의 경우에는 "질환을 일으킨 원인(원인물)을 치료로
쓴다"는 원칙이 그런 대로 무리가 있어 보이지는 않는 것
같지만, 비소의 경우에서 이 원칙이 막 바로 적용될 수 없
다는 것이 바로 드러납니다.

그러므로 동종요법은 부수 원칙인 "희석과 진탕(섞는 방
법)의 법칙"이 또 하나의 필요조건임을 발견하였습니다. 비
소의 예를 계속 진행하면, 비소의 중독증에 비소를 증류수
로 수(수십, 수백, 수천, 수억) 차례 연속 희석(반드시 정해
진 희석 방법에 따라 : 뒤에 설명합니다)하여 투여하면 중
독 증상을 악화시키는 것이 아니라 도리어 치료한다는 말
입니다. 실제적으로 동물 실험에서도 이것은 잘 증명됩니
다. 단순한 비소의 예를, 임상에 널리 적용될 동종요법에
맞게 확장시켜, 이론적으로 정의하면 "개체(인체)들에 투여
되어 공통적으로 어떤 '증상들(증상 셋트)'을 유발하는 어
떤 물질은, 마침 그와 유사한 '증상들(증상 셋트)'을 그대로
나타내는 어떤 환자(개체)에게 정해진 방법대로 희석하여
투여하면 그 환자를 치유할 수 있다"는 것입니다(그림 1).
상기의 밑줄 친 문장이 바로 동종요법의 모두 다이고 완전

그림1

어떤 환자가, ★증상 , ◆증상, ■증상, ▲증상 , ♠증상을 호소		
약전 약물A는	★ , ◆ , ■ , ▲ , ♠, ◎ 증상을 일으킨다	
약물B	★ , ■ , ♠, ¤, ◐ 증상을 일으킨다	
약물C	◆ , ▲, ♠, ▣, ◆ 증상을 일으킨다	
약물D	★ , ◎ , ¤, ▣, ◆ 증상을 일으킨다	
약물E	◆ , ■ , ▲, ◆ 증상을 일으킨다	
약물F	★ , ◆ , ♠, ◐, ▣, ◆ 증상을 일으킨다	
증전 ★ 증상 유발 약물은	약물A, 약물B, 약물D, 약물F	
■ 증상 유발 약물은	약물A, 약물B, 약물E	
◆ 증상 유발 약물은	약물A, 약물C, 약물E, 약물F	

이 환자에 가장 알맞은 약은 약물 A이다.

한 함축이며 대 원칙입니다.

약전(Materia medica, 약물의 사전)에는 여러 사람들이 어떤 동종요법 약물(증류수로 희석된 물질)을 먹고 생기는 증상들을 취합하고 통계적으로 처리하여 공인된 것만 기록한 책(사전)입니다. 이러한 작업을 검증(Proving)이라고 부르며 뒤에 자세히 설명합니다. 반대로 증전(Repertory, 증상의 사전)에는 어떤 하나의 증상마다, 먹으면 그 증상을 일으키는 약물들을 모두 기록한 것입니다. 상기의 밑줄 친 동종요법의 대-원칙에 의하면, 그림1에서 이 환자에게 가장 알맞은 약은 쉽게 A약물임을 알 수 있습니다.

그러나 상기의 그림 예는 설명을 위한 단순화에 불과합니다. 복잡한 약전(수천 페이지)에서 환자의 여러 증상을 듣고 가장 알맞은 약을 찾는 것은 매우 시간이 걸리는 작업입니다. 그래서 '증전'이라는 책이 편찬된 것입니다. 쉽게 만 말한다면 약전의 주어와 서술어를 거꾸로 배열한 것입니다. 약전은 "이 약은 이러이러한 증상들을 일으킨다"의 책이고, 증전은 "이 증상을 일으키는 것은 이러이러한 약들이다"의 배열입니다. 그러므로 치료자는 증전(證典)을 이용하여 환자가 말하는 증상마다 거기에 해당되는 모든 약물을 기록하여, 그 중 그 환자의 여러 증상에 가장 많이 겹치는 약물 하나를 찾아 투여하면 됩니다. 그러므로 이렇게 선택된 그 약이 그 환자의 증상과 가장 겹치는 약이고, 그것이 바로 유사 법칙의 실례입니다. 그림1은 그것을 도식화한 것입니다.

현재 3,000여 종 이상의 동종요법 약물이 개발되어 있고, 이 약물들은 식물·광물·동물 등을 원료로 합니다. 3,000여 각각의 약물에 대한 이러한 연구(≒검증 : 뒤에 설명)와 치료경험이 축적되고, 객관적 절차를 거쳐 완전하게 기록되어 있어, "상기의 동종요법의 대 원칙"에 의해 환자의 증상만 잘 파악되면, 그것을 근거로 그 환자에 가장 알맞은 치료약 하나를 얼마든지 처방할 수 있습니다.

그러므로 치유에 걸리는 시간의 차이는 있을망정 원리적으로나 실제 치료에서도 동종요법에서 불치병은 존재할 수 없습니다. 단지 불치병이나 만성 고질병의 경우 생명력이 고갈되어 있어서 이러한 측면을 우선 보충해야 하며, 그러기 위해서는 체질적인 고려를 해야 하므로 수천 장에 달하는 약전에 해박해야 한다는 전제는 있습니다.

기존의 약물이 화학적 반응을 통한 "물질적 인체(수용체,

효소)"에 작용한 반면, 동종요법 약물은 생명의 조직원리(자기조직화 원리, 자기제작 원리, 뒤에 설명)라는 물질이 아닌 일종의 생명력(과정으로 이루어진 유기체, 뒤에 설명)을 도와 치료해주는 고로 원칙적으로 부작용이 없고, 오히려 건강을 더욱 증진시킵니다. 평소의 인체 상태는 유해균이 침범하여 살 수 없는 체내 환경을 유지합니다.

가령 인체에 피곤이 누적되면 감기 유해균(바이러스 포함)이 침투 번성할 조건이 생기는 것이죠. 이때 적절한 항생제로 유해균을 물리칠 수도 있지만, 균과 약물간의 한판 승부의 전장 터는 우리의 몸이 되며, 전쟁이란 상대에게도 교훈, 즉 저항성이 생겨나는 기전이 되므로 이겨도 대가(후유증)는 큽니다. 동종요법의 약으로 인체의 상태를 평소의 상태로 돌리면 유해균이 살 수 없는 상태이므로 스스로 물러가고 치유는 물론이지만 그 이전보다 한층 건강한 상태가 됩니다. 아무리 소독차(≒항생제)를 동원하여 뿌려대도 기승을 부리던 그 많던 모기도 겨울(≒체내 환경이 정상화에 비유)이 되면 자연히 물러가는 것과 같은 전략입니다. 생명은 과정이지, 고정된 물질이 아니므로, 생명을 본 사람은 없지만 있다는 것은 누구나 알고 있는 사실입니다.

그렇다면 물질적 육체가 아닌 '과정인 생명'(뒤에 설명합니다)에 대한 치료라는 전혀 새로운 치료방법이 당연히 있어야 합니다. 그것이 바로 동종요법입니다. 무시무시한 질환의 공포에 떨고있던 우리에게 진정 희망이 생기지 않습니까. 예로부터 선지식들은 우주가 구조와 패턴으로 이루어졌음을 설파하셨고, 최첨단의 현대물리학은 우주가 물질,

에너지, 정보로 이루어졌음을 밝혔습니다. 현대의학은 주로 물질적인 측면에 대한 치료였고, 동종요법은 정보나 에너지에 대한 치료입니다. 유사 법칙(비슷한 것이 비슷한 것을 치료한다, 프랙탈 원리, 시스템이론의 동형성 원리, 뒤에 설명)은 우주의 보편원리이므로, 증상과 미묘한 증후까지 면밀히 관찰, 약전이나 증전을 통해 가장 유사한 약물을 찾는다면 치유는 반드시 일어나야 되는 보편 법칙입니다. 이 책의 후기에 이러한 것을 뒷받침할 동종요법의 과학성을 밝혀놓았습니다. 영원한 지혜의 보고인 주역(周易)도 유사의 법칙인 "동성상응(同聲相應), 동기상구(同氣相求)"를 기본 논리로 하고 있습니다(同聲相應하며 同氣相求하야 水流濕하고 火就燥하며 雲從龍하고 風從虎라 聖人이 作而萬物이 覩하나니 本乎天者는 親相하고 本乎地者는 親下하나니 則各從其類也니라).

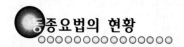동종요법의 현황

동종요법에 대한 통계는 서적마다 차이가 많습니다. 그 이유는 그 서적이 의존한 통계의 연도에 따라 차이가 크다는 것입니다. 최근 10~20년간 과장이랄 것도 없이 기하급수 그대로 성장이 있었습니다(그림2). 그러므로 일년 사이에도 통계적 수치에 변화가 있었습니다.

본서는 여러 책의 통계를 인용하다 보니 연도에 따라 오류가 있을 수 있습니다.

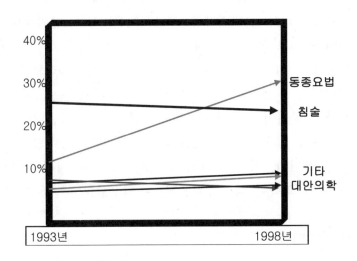

그림2

치료법에 대한 관심도 변화(유럽)

그러나 통계적 수치가 중요한 것이 아니라 그 대체적 경향을 말하고자 하는 것이니 참고가 있으시기 바랍니다. 본서에서 "대안의학"이라 함은 대개 동종요법, 침술, 카이로프락틱, 영양치료, 음악치료, 향기요법, 마사지요법, 기공, 명상요법 등을 말합니다. 외국(미국국립보건원＝NIH)에서는 "대안의학"을 정확히 "보완(Complementary)—대체(Alternative)의학(Medicine)", 약자로 CAM이라고 명명하였습니다. 우리의 언어로 이렇게 긴 이름으로 부를 수 없고, 약자를 따서 부를 수도 없는 입장이어서 그간은 "대체의학"이라고 통칭되어 왔습니다.

그러나 이러한 대체의학이 현대의 서양의학을 대체할 수

는 없습니다. 생명유기체는 반드시 양면을 가지고 있습니다. 뒤에 설명되지만 물질적 기계적 측면인 <u>구조</u>와, 정보적 측면인 <u>패턴</u>이라는 양면이 있어야 유기체로서 역할을 다할 수 있으므로, 현대의학과 대체의학은 서로 유기생명체에 대하는 치료 포인트가 다릅니다. 하나가 다른 하나를 이론적으로나 실질적으로 대체할 수 없습니다. 그러므로 대체의학에서 대안의학으로 표현의 정확도를 기하는 것이 타당하다 사료되어 본서에서는 이 용어를 사용하였습니다.

하나의 질병에 대해 양(兩) 의학이 접근하는 방법이 각각 다릅니다. 가장 바람직 한 것은 질병에 따라 두 의학 중 어떤 의학이 더 잘 적용될 수 있으므로 이 두 가지 의

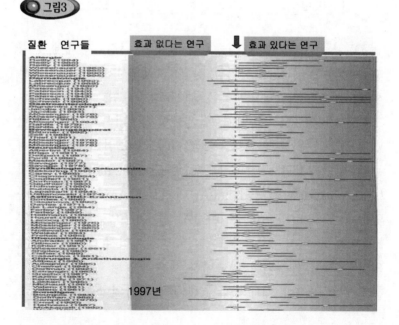

그림3

질환 연구들　　효과 없다는 연구　　효과 있다는 연구

1997년

학을 섭렵한 이가 치료자가 되면 좋겠지요. 그간 현대의학이 절대적으로 주축이 되어, <현대의학의 기반인> 생명의 기계성을 벗어난 질환에 대해서도 현대의학을 무리하게 적용을 하여 왔다는 것은 사실이고, 이것이 현대의학의 명예에 실제 이상의 심대한 훼손을 초래한 이유입니다.

대안의학은 이러한 면에 대해서 대안으로 작용하여 양(兩) 의학이 서로의 장·단으로 도와 치료 효율의 상승이 일어나야 완전의학이 된다는 취지의 치료의학입니다. 동종요법의 치료효율에 관하여 객관(통계)적으로 더 이상 논란의 여지가 없음을 -수많은 논문을 일일이 열거하느니- 그림 3, 4 두 그림으로 간단히 대신하고자 합니다. 비교적 자세한 내용은 '동종요법1'이란 책을 참조하시기 바랍니다.

동종요법 효과에 대한 정통의학잡지(SCI)의 연구보고(Kleijnen)		
질환	SCI급 논문수	의미있는 치료결과 SCI급 논문수
심혈관계질환	9	4/9
호흡기 감염	19	13/19
기타감염	7	6/7
소화기 질환	7	5/7
수술 후 장마비	7	5/7
알레르기	5	5/5
류마티스	6	4/6
손상과 통증	20	18/20
정신질환	10	8/10
기타진단	15	13/15

그림 3의 경우 현대의학잡지의 논문 발표의 대부분이 동종 요법이 치료에 효과가 있다는 점을 증명하고 있음을 알 수 있습니다.

미국의 경우 미국국립보건원(NIH)에 따르면 대안의학으로 사용된 돈이 연간 30조원을 넘었으며, 연간 15-20%의 성장과, 현대의학을 찾는 수보다 대안의학을 찾는 환자의 수가 더 많다는 보고를 하여 세계를 놀라게 한 적이 있습니다. 현대의학과 현대적 치료법이 명실상부 최고봉인 미국, 그리고 현대의학 연구의 자타 공인 최전선인 기관이자, 전세계 의학연구의 메카인 NIH의 발표였습니다. 의과대학생의 80%가 대안의학을 배우고 있는 것으로 조사되었습니다. 의료보험회사의 67%가 대안의학에 보험료 지급을 하고 있고, 가정의의 70%가 대안의학 겸용하고 있다고 보고되었습니다. 그리고 발생된 환자의 40%가 대안의학에 의존하며, 해마다 20~25%씩 동종요법 시장확대(1990년대 이후)로 1970→1980년 동종요법 약물의 판매고가 10배 증가하였음이 드러났습니다. 까다롭기로 정평이 난 미국-식품의약품안전청(FDA)도 오래 전에 동종요법을 승인하였고, 미국-국립보건원(NIH)은 보완-대체의학(CAM)분과를 따로 두어 대안의학의 연구에 박차를 가하고 있습니다. 지난 세기초만 하여도 미국에서 동종요법은, 수많은 동종요법 의과대학의 설립으로 알 수 있듯이, 주류-의학이었지만, 항생제, 진통제, 스테로이드의 발견과 미국 의사협회(AMA)의 단호한 노력으로 지난 세기 중반에 동종요법은 명맥유지도 어려운 형편이었습니다.

　그러나 1980년대 이후로 동종요법의 전세계적 르네상스에 동조하여 부흥한 것입니다.

　영국의 경우 해마다 약 5조원이 대안의학에 사용되는 것으로 알려져 충격을 주었고, 유서 깊은 왕립-동종요법대학이 동종요법(대안의학)의 명문으로 자리잡은 지 오래입니다. 이 외에도 동종요법의 교육 및 치료기관이 다수 설립되어 있습니다. 전통적으로 동종요법은 왕실의 보호아래에 있고, 왕실의 주치의도 지금까지 동종요법의사가 임명되어 활약하고 있습니다. 졸업반 의과대학생의 80%가 대안의학을 배우고 싶어한다고 조사되었고, British medical J.에 따르면 최근에 동종요법에 40%의 성장이 있었고, 환자의 80%가 대안의학에 문의한 경험(28,000명 대상)이 있는 것으로 조사되었으며, 영국 의사의 반수는 동종요법 치료에 환자를 의뢰하는 것으로 보고하였습니다.

　프랑스의 경우 의사의 40% 정도가 동종요법 치료를 병행하고 있고, 전체 약-소비의 25%가 동종요법의 약물이고, 거의 모든 약국들이 동종요법의 약물을 현대약품의 맞은편에 진열하여 취급합니다. 동종요법이 가장 일반화되고, 가장 널리 일반인들에 보급되어 있습니다.

　독일의 경우 전(全)의사의 2/3 정도가 동종요법을 포함한 대안의학을 치료에 활용하고 있고, 의료보험의 지급이 인

정되고 있습니다. 일부 통계에 의하면 최소한 의사의 1/5은 동종요법을 겸하여 치료하고 있는 것으로 보고하고 있고, 독일의 유수한 의과대학(병원) 안에서도 자연스럽게 동종요법이 대안으로 선택되어 의사들에 의해 치료에 적용되고 있습니다. 독일은 동종요법의 창시자인 '하네만'의 고국이고, 동종요법이외에도 수많은 대안 의학을 창도한 국가이기도 합니다.

러시아는 정확한 통계는 없지만 아마도 지구상에서 대안의학을 가장 과학적으로 연구하고 활용하고 있는 국가일 것이라는 증거가 아주 많습니다. 경제적 이유도 있겠지만 동종요법적 치료가 일반화되어 널리 국민들 사이에 이용되고 있습니다.

네덜란드에서는 의사의 반수 정도가 동종요법으로 환자를 치료하는 것으로 알려져 있고, 동종요법에 대한 학술적 연구도 많이 발표하고 있습니다.

이 외에도 **스위스**, **이탈리아**, **그리스** 등에서 중요한 치료법으로 널리 활용되고 있고, 동구권에서도 이에 못지 않은 확산추세입니다.

중남미에서도 동종요법은 확산 일로에 있는데 멕시코의 경우 5개의 동종요법 의과대학이 설립되어 있고, 브라질에서는 2,000명이 넘는 동종요법의사들의 활약과 기존의 의

대에도 동종요법의 과정이수를 학점화 하여 시행하고 있습니다.

아시아의 **인도**와 **파키스탄**, **홍콩**, **싱가포르**는 이 의학을 오래 전부터 사용해오고 있으며, 인도에는 500개가 넘는 동종요법의대와 대학병원이 설립되어 운영되고 있고, 15만명의 동종요법의사가 활약하고 있습니다. 이러한 분위기 때문인지 인도인의 탁월한 인문적 전통 때문인지 인도는 세계 동종요법의 지도국가가 되어 매년 성대한 동종요법 학회가 열리고 있고, 높은 수준의 동종요법이 수많은 세미나를 통하여 세계 각국의 동종요법 전문의들에게 전수되고 있습니다. 사실 동종요법은 서양에서 발원하였지만 동양적 사상과 그대로 일치하여 후일 동양에서 완성될 의학입니다. 우리의 이웃 일본에도 최근 소개되어 크게 확산되고 있다고 합니다.

아프리카 대륙은 지난 세기 전부터 강대국의 점령으로 동종요법이 확산되었습니다. 그러나 정확한 추이는 남아프리카 공화국을 제외하고는 통계화 된 보고가 없습니다.

사실상 한의학 종주인 **한국**과 **중국** 이외에는 전세계적으로 동종요법은 단기간 내에 확산되었습니다. 동종요법의 확산은 생명원리와 그대로 부합되므로 당연한 귀결이고, 그러므로 결코 일시적 유행일 수 없습니다. 인류의 의학은 다시 한번 큰 도약을 할 기회를 부여받고 있습니다.

● 동종요법의 과학적 연구논문들

필요하신 분은 저의 졸저(拙著) "동종요법I"을 참조하시기 바랍니다.

● 동종요법의 최대 장점이자 약점인 희석의 법칙

동종요법의 대 원칙은 "비슷한 것으로 비슷한 것을 치료한다"라고 하였고 앞에서 간단히 설명하였습니다. 그리고 이것이 제대로 이루어지기 위해 "희석의 법칙"이 필요하다고 언급하였습니다. 이 장에서는 이러한 희석의 법칙에 대해 알아보려고 합니다.

한마디로 식물, 동물, 광물질을 찧거나 빻아서 증류수나 알코올에 녹여 희석하여 동종요법 약물을 만듭니다. 그림5에서처럼 연속되는 정-배수 희석과 '진탕'이라는 섞는 과정을 잘 지켜야 동종요법적 약효가 발생됩니다. 이러한 정해진 룰과 방법을 따르지 않는 희석은 약효가 전혀 없음은 통계적으로 잘 입증되어 왔습니다. 여러 번 희석하여 원물질의 분자가 전혀 없을 때도 약효가 있고, 희석을 거듭할수록 약효가 높아진다는 사실은 물질 과학적 사유를 바탕에 깔고 현대를 동류하는 많은 사람들이 처음 동종요법을 접하고 실망을 하는 대목입니다.

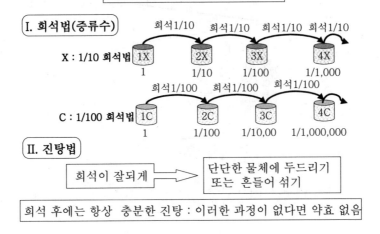

그림5

동종요법 희석 및 진탕 방법

I. 희석법(증류수)

희석1/10　희석1/10　희석1/10　희석1/10

X : 1/10 희석법　1X　　2X　　3X　　4X
1　　1/10　　1/100　　1/1,000

희석1/100　희석1/100　희석1/100

C : 1/100 희석법　1C　　2C　　3C　　4C
1　　1/100　　1/10,00　1/1,000,000

II. 진탕법

희석이 잘되게　➡　단단한 물체에 두드리기
또는 흔들어 섞기

희석 후에는 항상 충분한 진탕 : 이러한 과정이 없다면 약효 없음

　물론 현대까지 알려진 과학의 도구와 방법으로 왜 이런 일이 일어나는지는 명확하지 않습니다. 다만 이러한 희석이 치료효과를 크게 증대시킴과 전혀 부작용 없음은 임상 경험과 완벽한 통계와 수준 급 논문들(SCI급, Science Citation Index)의 정식 보고로 입증되어 왔습니다. 수학의 연구에 "존재정리"라는 것이 있습니다. 연구 대상인 어떤 수식체계에 해(解)가 있는 지 없는 지를 미리 알아보고, "해(풀이)가 존재한다고 증명되면" 그때서야 "풀이의 구체적 방법"을 알아내는 연구를 시작합니다.

　동종요법도 마찬가지 정리를 적용할 수 있습니다. 동종요법식으로 희석된 약물이 '치병에 놀라운 효과가 있고 부

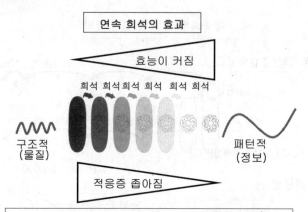

그림6

연속 희석의 효과

효능이 커짐

희석 희석 희석 희석 희석 희석

구조적
(물질)

패턴적
(정보)

적응증 좁아짐

희석이 거듭될수록 효능은 커지지만 적응증은 좁아지고 전신적
증상에 효과, 희석이 낮은 것은 물질적 구조에 작용하고, 희석이
높아지면 패턴에 작용

작용이 없는 것이 통계적으로 입증되었다면'(어떤 수식체계
에 해가 있다는 것을 알았음에 비유됩니다), 어째서 그런
일(치유)이 일어났는지 그 과정을, 지금의 인간의 과학수준
으로, 일단 모르더라도 "삶의 유한성과 일회성, 인간이 만
든 과학의 어쩔 수 없는 한계"로 볼 때 빨리 도입하여야
한다는 것은 상식이전의 사실이고 윤리이기도 합니다. 어
째서 그런지는 차차 밝혀도 늦지 않을뿐더러, 기전을 밝히
는 일은 원래 치료를 잘하기 위한 일이었지, 그 자체가 목
적이 아니었으므로, 전후가 바뀐 것입니다(참조 : "동종요법
II"에 희석법칙의 과학적 타당성을 이론적으로 검토하였습
니다).

그림6은 희석의 법칙을 도식화 한 것으로 희석이 거듭될

수록 상식과는 반하여 약물의 효능이 커지며 부분적인 증상들보다는 전체(통합)적인 증상에 작용하는 경향이 커지며, 그 결과 부분의 육체적 증상보다는 전체성의 발로인 정신적, 심리적 증상에 크게 영향을 줍니다. 그래서 이렇게 고도로 희석된 약물은 개체의 전체성인 정신적, 심리적 측면과 전신적 육체증상에 강한 치료효과를 주게되는 것입니다. 그러므로 이러한 고 단위 희석약물은 당연히 전체성인 체질적인 효과가 크므로 만성질환과 체질질환의 치병에 주로 이용됩니다. 그러므로 만성질환의 경우 집에서 가족이나 본인의 치료는 권장되지 않고, 동종요법 전문의를 찾아야 합니다.

즉 만성질환의 경우에는 자세하고, 세밀한 증상의 취합과 그 결과인 증(證)을 도출할 줄 알아야 하고(그림7, 뒤에 다시 설명), 환자의 전체성인 체질(동종요법에서는 타입이라고 합니다), 즉 그 환자의 생명력의 고유한 패턴을 알아야 합니다. 오래된 병일수록 환자의 생명력에 왜곡이 심하여 이것을 먼저 교정해야 하기 때문입니다(증상을 설명하는 장에서 부연합니다). 그러므로 이런 경우 개별 증상보다도 전체성인 환자의 정신기재 및 심리구조와 신체적 특질을 파악해야 합니다. 대신에 급성질환의 경우 생명력의 왜곡은 없고 일시적인 시스템의 부조화이므로 드러난 개별 증상을 기준으로 어느 정도 맞는 약물을 선택하여 투여하여도 쉽게 회복됩니다. 어린이의 경우 특히 막강한 생명력으로 인해 슬쩍 도와만 주어도 아주 잘 낫습니다. 그래서 가정에서 여러분의 성의만 가지고도 여러분의 귀한 자녀들

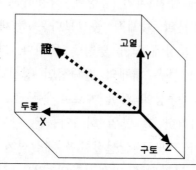

그림7

어떤 환자의 증상이 두통이 있고, 고열이 나며 구토가 있었다고
가정하면, 이러한 증상은 이 환자라는 전체 시스템의 어떠한
상황이 현상으로 드러난 것입니다. 그러나 이 환자라는 시스템의
상황은 하나였을 것입니다. 이러한 것이 증이고, 하나인 증이
여러 증상으로 각각의 축에 드러났던 것입니다. 그러므로 진정한
치료는 현상적인 각각의 증상을 억제하는 것보다, 본질인 이러한 증을
파악하여 시스템의 복구노력을 돕자는 것입니다(뒤에 설명).

의 고통을 덜 수 있고 건강한 미래를 보장할 수 있다는 것
입니다.

희석의 방법은 대체적으로 그림2에서처럼 하는데 약물의
강도(=희석의 정도) 표기는 약 이름 뒤에 X(10배씩 희석)
또는 C(100배씩 희석)와 이어지는 숫자로 주로 표기합니
다. 예를 들어 "벨라돈나 30C"라고 표기된 약물은 매회
100배씩 증류수로 30번 희석하였다는 의미입니다(100^{30}배
희석). 그리고 각각 희석마다 충분한 섞임을 유발하는 진탕
이란 과정이 반드시 필요합니다.

진탕이란 각각의 희석 단계마다 희석 용기를 단단한 물
체에 두드리는 방법이거나, 특별한 동작으로 흔들어 섞는

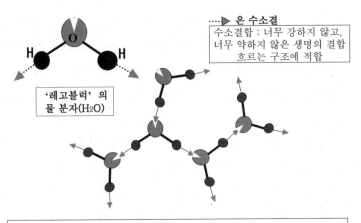

····▶ 온 수소결

수소결합 : 너무 강하지 않고,
너무 약하지 않은 생명의 결합
흐르는 구조에 적합

'레고블럭' 의
물 분자(H₂O)

희석과 진탕이라는 에너지 유입(비평형)으로 자기조직화(물 구조형성)하여
레고블록의 역할을 하는 물 분자는 패턴(정보전사)을 이룰 수 있다.

방법입니다. 이러한 행위가 없으면 약효가 없음은 비교실
험에서 통계적으로 증명되었습니다. 이러한 동작(진탕)이
필요한 것은 우선 희석을 잘 되게 하기 위한 것이고, 진탕
의 과정 속에 그림8에서 보듯이, 물(증류수)분자는 비-대
칭성으로 쌍극자, 또는 자석처럼 행동하고, 수소결합을 이
용한 일종의 레고블럭 형태를 가지고 있으므로 물질간의
정보전이에 효과를 발휘할 가능성이 충분히 추측됩니다.
실제로 여기에 대한 과학적 연구(물-구조이론 등)가 많이
있으나 아직 확실한 증거는 포착되지 못하여 언급은 생략
합니다(참고서적 Memory of Water. Michel Schiff). 단
지 희석이 생물현상에 효과가 있음(아른트-슐츠 법칙)을

증명하는 그간의 실험들이 상기 저자의 유명한 책에 많이 증명되어 있습니다.

아무튼 고단위로 희석된 약물들은 사실상 원래의 약물분자를 하나도 포함하지 않는 관계로, 그럼에도 약효가 있다는 사실이 물질적 화학반응(물질끼리 만나야)을 기제로 하는 현대의 약리학으로는 도저히 납득이 가지 않는 일입니다. 원래의 약물 분자가 하나도 없을 정도(30C 이상)의 고단위의 희석약물들인데도 경구로 투여된 자원자들에게 약물마다 어떤 공통된 일시적 증상을 유발하였음은 수만 번 증명된 사실이므로 어찌하겠습니까. 기존의 약리학으로 설명이 안 된다고 눈앞에서 일어난 일(치유)에 언제까지 눈을 감아야 합니까. 즉 인류가 겨우 만든 과학으로 해석이 안 된다고, 뻔히 일어나고 있는 우주적 보편현상을 언제까지 외면할 것인가요?

이 책의 후기에 이러한 일이 가능한 것을 최신의 생명논리인 유기시스템이론과 양자-상대론, 오행론 등을 비교하여 설명하였습니다. 그것을 보신다면 이러한 현상이 기계가 아닌 유기적 우주에서는 너무도 당위적인 것임을 알게 될 것입니다. 특수(인간의 과학)로 우주의 보편이 해석되지 않는 것은 어찌 보면 당연한 것이기도 합니다. 특수가 보편에 맞추어 가려는 노력이 진정한 과학의 발전이지요. 많은 사회사상(사회과학)이론은 세월이 가면서 생겨나고 사라집니다. 그 당대의 사회해석에는 맞지만 사회가 변천되면 사상도 맞지 않게 되어 사라지고 새로운 사상이 도래합니다.

그러나 우주의 보편을 말한 역대 성인들의 말씀은 세월
이 갈수록 검증되어 더 빛을 발합니다.

검증(Proving), 약전(Materia medica), 증전(Repertory)

동종요법에서는 줄잡아 두 세기 넘게 수많은 남녀노소를
대상으로, 소위 검증(Proving)을 시행하였습니다. 예를 들
어, "넉스 보미카"라는 독성이 있는 야생호두를 동종요법식
으로 조제(연속희석, 진탕)하여 수많은 남녀노소 자원자에
투여합니다(그림9). 그리고 그 유발되는 증상을 각각의 약
물마다 세밀히 기록하였고, 이것을 공인절차를 거쳐 체계
적으로 종합한 책을 약전이라고 합니다. "유발되는 증상"

그림9

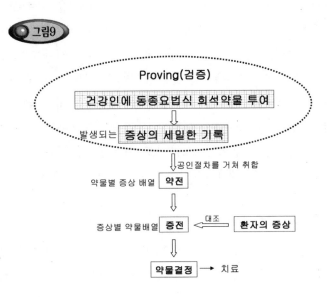

이란 건강인이 이러한 희석된 약을 복용하고 나서 변화된 모든 것을 넓은 의미에서 말한 것입니다. 수천, 수만 명의 지원자에게 희석된 동종요법 약물을 투여하고, 유발되는 각종 증상을 면밀히 기록합니다. 우리가 알고 있는 일반 증상으로부터 심리적 정신적 변화, 기호도의 변화, 입맛의 변화, 기분의 변화, 잠버릇, 성욕의 변화, 땀의 유무 등등 변화된 세세한 모든 것을 기록합니다. 물론 어떤 약을 먹었는지 "자원자"나, 이들에게 일어난 변화를 체계적으로 설문하는 전문 "기록자"는 몰라야 합니다. 그래야 선입관에 의한 편견을 배제할 수 있기 때문입니다. 일단 증상이 발생하였을 때 약을 중단하면 고도로 희석된 약이기 때문에 그대로 회복되므로 이러한 실험에 대한 도덕적, 의학적인 문제는 없습니다.

최근에 의료 선진국(모두 다 동종요법 활용)을 주축으로 의욕적으로 시행된 대규모의 검증에서 지난 두 세기 넘게 이루어진 수많은 "검증"의 내용, 즉 수천 페이지에 달하는 동종요법 약전에 기록된 사실들이 거의 대부분 옳았음이 재차 증명되어 모두를 놀라게 하였고 동종요법의 객관성을 다시금 실감하는 중요한 계기가 되었습니다. 출판된 약전은 저자마다 책의 구성과 요약정도(편리성)에 있어서 약간의 차이는 있으나, 내용 면에서는 같은 정보를 이용하므로 차이가 있을 수 없습니다.

실제의 치료에서 이러한 약전은 많은 도움을 주지만, 약전이 수천 가지 약물을 수록하면서 늘어난 정보량으로 환자의 증상과 어떤 약물의 증상을 맞추어 가장 알맞은 약을 찾는 작업이 쉽지가 않게 되었습니다. 약전의 정보가 워낙 방대하기 때문에 이러한 작업은, 약전을 달달 외우지 않는 한, 환자의 증상과 아주 잘 일치하는 약물을 찾는다는 것은 시간이 걸리는 지루한 작업입니다.

그래서 "증전(Repertory)"이라는 수천 페이지에 달하는 '증상의 사전'에 해당하는 책이 발간되었습니다. 약전을 거꾸로 기술한 것입니다. 그림 1에서처럼 이 책은 하나의 개별 증상마다, 검증시 그 증상을 유발했던 모든 약물들이 죽 나열됩니다. 예를 들면 "사지가 차가운 느낌"이란 제목의 증상을 유발하는 약물은 증전을 찾아보면 약물 150여 가지가 나열되어 있습니다. "방광에 소변이 차고 잘 배출

그림10

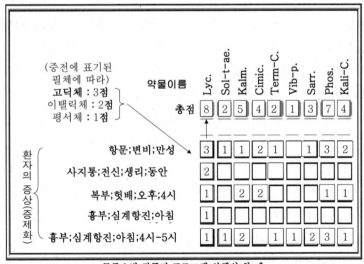

동종요법 컴퓨터 프로그램 실행의 한 예

이 안 되는 증상"에도 이 정도 숫자의 약물들이 증전에 나열되어 있습니다. 이렇게 한 환자의 여러 증상들을 따라 여러 약물들을 그대로 기록하고, 그 중에서 그 환자의 여러 증상에 가장 많이 중복되는(총점이 가장 높은) 약물이 선택되는 것입니다(그림10).

그러나 증전에서, 하나의 증상마다 여러 약물들이 선택되지만, 거기에도 정도의 차이가 있습니다. 즉 통계적 분포의 개념을 이용, 검증(Proving)시 "어떤 약물에 많은 사람이 공통적으로 발현한 증상"은 확실한 것이므로, 그 증상을 그 약물이 확실히 유발하므로 그 약물은 "**견고딕체**"로 증전에 기록되고, 소수의 사람만 발현한 증상은 "평서체"로 기록되고, 그 중간은 "*이탤릭체*"로 기록하여 약물 선택시 각각 3점, 1점, 2점이라는 가중치가 부여됩니다.

예를 들어 '증전'의 일부를 보면〔〔"대변 건조(Stool dry)" : 알세니쿰, ..., **라이코포디움**, ... *설퍼*,..〕〕라고 되어 있는데 이때 평서체로 표기된 예를 들어 '알세니쿰'이란 약물은 이러한 증상을 일으키는 확률이 통계처리에서 비교적 낮았으며, 고딕체로 표기된 **라이코포디움**은 확률통계적으로 이러한 증상을 유발할 가능성이 매우 높은 약물입니다. 그리고 '*설퍼*'는 그 사이정도에 해당합니다. 그러므로 그림7처럼 한 개인의 여러 증상으로 해당되는 약물들을 나열하고 가중치(고딕 3점, 이태릭 2점, 평서1점)를 부여 총점을 내면, 가장 점수가 높은 약물이 유사의 법칙으로 볼 때 이 환자에 가장 알맞은 약이 되는 것입니다.

이러한 객관성 때문에 방대한 '증전'을 입력하고 컴퓨터

프로그램화해서 이용할 수 있게 된 것입니다. 컴퓨터의 장점인 쏠팅(Sorting)을 이용하면 굉장히 편리하므로 최근에는 이러한 프로그램이 개발되어 일반인도 본서 수준의 동종요법의 철학적, 과학적 의미만 알고, 관심만 기울이면 심도 있는 동종요법을 구사할 수 있게 되었습니다. 이러한 '증전' 책이나 컴퓨터프로그램을 정확히 이용하기 위해서는 환자가 말하는 증상을 규범(객관)화 시켜야 이용이 가능합니다(그림10의 증제화). 이러한 작업을 레퍼토리제이션(증제화)이라고 합니다.

예를 들면 머리가 아픈 것도 사람마다 여러 가지로 표현됩니다. 그러므로 환자의 말 그대로는, 컴퓨터에 입력해도 약을 찾아주지 못합니다. 두통의 경우 두통이 해당되는 기관인 머리(두부)라는 큰 항목을 목차에서 찾고(초기 화면에서 입력하고), 언제, 어디에, 어떻게 아픈지 등의 증상을 시간, 부위, 감각, 변증인(증상에 영향을 주는 요인들, 뒤에 설명) 등, 규정된 순서와 용어로 규정대로 나열하여야 컴퓨터가 찾아줍니다. 자세한 것은 일반적 급성질환치료라는 이 책의 목적을 벗어나므로 생략하고 그 의미만 전달하는 것입니다.

아무튼 우리말로 된 '증전'이 아직 없고, 일반인의 가정 내 치료인 급성질환의 치병에는 그것까지 필요하지 않습니다. 그러므로 이 책에서는 심도 있는 '약전', '증전'의 이용은 전문의에게 미루었고, 일단 이 책이 인도하는 대로만 하여도 급성질환의 대부분은 쉽게 낫도록 했습니다. 단지 동종요법이 실제로 어떻게 이루어지고 있는가를 윤곽이라도 일단 소개하기 위해 장황한 말을 한 것입니다.

그러나 실제로 증전(증상의 사전)을 놓고 설명하고, 따라 연습하면 일반인도 곧 사용할 수 있습니다. 의사들이 동종요법을 처음 접하면서 급성질환에 한 두 번 동종요법 약물을 써보면서 놀라는 것은 거의 한결같이 너무 빨리 낫는다는 것입니다. 이렇게 감동된 많은 의사들은 동종요법에 대해 많은 책을 남겼고, 현재 단시간 내에 세계적으로 수천권을 너머 출판되고 있습니다. 그러한 의사일수록(대부분 상당히 논리적이고 과학적 사고의 소유자이므로) 공교롭게도 처음에는 동종요법에 대한 반대가 열렬하였습니다. 처음에는 반신반의하지만 일단 경험을 하게되면 누구보다도 신봉자가 되고, 열렬한 주창자가 됩니다. "낫는 걸 어떡해요!"가 그들의 변신에 대한 해명입니다. 동종요법의 창시도 그러하였지만 발전의 대부분은 의사들이 이룩하고 주도한 것입니다.

동종요법의 창시와 발전, 실용화가 과학의 본고장인 서구 유럽에서 였으므로 동종요법은 상당히 과학적이고 객관적이었으며, 안 그랬으면 과학정신의 유럽에서 이렇게 성장할 수 없었을 것입니다. 각종의 대안의학들은 각자의 장단점을 가지고 있어서 본질적으로는 무엇이 더 우수하다고 말할 수는 없을 것입니다.

그러나 여타의 대안의학들은 치료 선택의 기준이 매우 주관적이고, 작위적이어서 그 객관성과 일관성에 확고한 기준이 없고, 어떤 개인적인 감을 이용한다는 점을 지울 수 없었고, 이것은 참으로 심대한 문제가 아닐 수 없습니다.

　그러나 동종요법은 이러한 점에서 너무도 객관적인 의학입니다. 그리고 이러한 동종요법이 최근에 발견된 진정한 생명의 원리 및 최첨단 물리과학에 그 근거를 가지고 있음은 이 책 Ⅲ장에서 설명 드릴까 합니다.

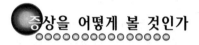

증상을 어떻게 볼 것인가

　증상을 보는 견해에서 다시 한번 현대의학과 동종요법의 차이가 확실해집니다(그림11)

　현대의학은 증상을 기능이상이나 생체구조에 변조로 생

동종요법의 증상에 대한 견해

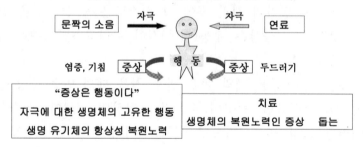

겨나는 대체적으로 나쁜(괴로운) 것, 수동적이고, 결과적인 것, 없애야할 것, 즉 '고장남'의 표현으로 보는 반면, 동종요법은 증상을 생명유기체만의 숭고한 항상성(dynamic homeostasis) 유지의 자구노력으로 봅니다. 그러므로 증상을 억누를 것이 아니라 적극적으로 도와주는 것이 결과적으로 진정한 치유를 이끄는 길이라고 동종요법은 보는 것입니다.

사회유기체를 예로 든다면 IMF를 받아드려야 하는 왜곡된 경제상황은 경제시스템의 항상성유지를 어렵게 하는 하나의 유해 자극일 뿐이고, 이 자극으로부터 항상성을 복원하고 유지하기 위해 시스템은 "대책을 마련하고 시행"합니다. 이것이 한국에서는 구조조정이라는 모습으로 드러났고, 이것이 곧 증상에 해당된다고 할 수 있습니다. 당연히 이러한 대비책과 조치(구조조정)는 즐거운 것일 수는 없겠죠.

그러나 그것이 괴롭다고 막는다면 잠깐의 고통은 없는 것 같으나, 얼마의 시간 후에 그 시스템은 붕괴의 길을 걸을 것입니다. 증상은 수동(피동)적이 아니고 능동(주체)적인 것입니다.

개를 발로 찼을 때와 돌을 발로 찼을 때의 반응(증상)을 생각해 보신다면, 증상이 수동적인 고장의 느낌이 아니라, 이러한 고장이나 고장으로 이끄는 자극에 대한 생명체의 능동적 반응이고 보존노력임을 쉽게 알 수 있습니다. "고장남"의 표현이 아니라 "고장을 고치려는 노력"인 것이죠.

또한 증상의 고유성 측면을 더 비교하자면, 같은 힘으로 민다고 하여도 탄성이 틀린 막대기들의 반응은 각각 다릅니다.

즉 외부에서 미는 힘이 막대반응을 결정하는 것이 아니라, 각각의 막대기라는 시스템이 결정하는 것입니다. 막대기도 그럴진대, 생명체의 경우에는 더욱 그러하겠고, 증상이 주체(능동)적이라는 의미와도 바로 상통합니다.

구조조정처럼 국가에서 하는 일은 오류가 없을 수 없으나(잘못된 증상도 있을 수는 있다), 우리 생명유기체의 복구대책인 증상은 대체적으로 오류가 없습니다(대부분은 고마운 증상). 그러므로 복구의 삽질소리인 증상을 잘 살펴, 가급적 그 방향으로 도와주면 질병의 완전치유와 부작용 없음은 물론이고, 건강까지도 더욱 좋아지는 것은 당연한 이치일 것입니다.

근자의 시스템이론에 의하면 하나의 시스템은 실질적으로 하나의 상태(하나의 벡터)를 지향하여야 하고, 그러므로 종합(통합)적으로는 하나의 상태에 있습니다(일관성의 법칙). 그리고 그래야만 하나의 시스템인 것이죠. 전체적으로 하나의 상태가 그림7에서처럼 부분적으로는 여러 상태로 현상에 드러나는 것입니다. 필자는 "임종호"라는 어떠한 단 하나의 자연인이지만 누구의 아빠로, 누구의 아들로, 누구의 남편으로 여러모로 드러나는 것입니다. 유기시스템이 통합적으로 하나의 상태(하나의 벡터)가 되지 못하면, 그 시스템은 하나의 시스템으로서의 자격이 사라지고 결국 붕괴됩니다. 하나의 시스템이라고 하여, 그 시스템의 모든 요소(세포)가 같이 행동한다는 뜻은 아닙니다.

즉 획일화를 뜻하는 것이 아니라 오히려 다양성의 조화

를 뜻합니다. 하나의 세포인 수정란이 여러 세포로 일부러 분화하여 생명체라는 하나의 조화 시스템을 이루는 것이 좋은 예입니다. 이것은 획일화가 아니고 바로 조화를 의미합니다.

마찬가지로, 시스템의 모든 요소의 행위가 동시에 일치한다는 것도 아니고, 시스템 전체의 의도를 모든 요소가 속속들이 안다는 뜻도 아닙니다. 계속적으로 요소와 요소, 요소와 전체간에 의견이 수렴되고, 수렴된 의견은 요소들에게 전파되어 행해지는 과정이 하나의 시스템을 이루며, 이러는 과정에서 전 요소는 하나의 공감대(하나의 벡터) 유사한 것을 형성하는 것입니다. 이러한 과정이 바로 생명유기체(=유기시스템, Ⅲ장에 설명)만의 특성입니다. 이런 면에서 시스템은 하나의 상태를 유지한다고 하는 것입니다 (그러므로 시스템론에 의하면 하나의 시스템이 됩니다). 어떤 시스템이든 하나의 시스템은 하나의 상태만 가능합니다. 두 개의 상태가 가능하면 두 개의 시스템인 것입니다. 그 하나여만 하는 상태가 깨어진 것이 정신적으로 보면 정신분열증이요, 육체적으로 보면 암(癌)입니다. 이제 증상(症狀)과 증(證)에 관해 용어를 정의해야 할 것 같습니다 (그림7). 회사(유기체)가 현재 경제적으로 어려워서 법정관리의 상태에 있다고 합시다. 이런 회사의 상태를 증(證)이라고 한다면, 이때 이 회사의 각각의 부서에서 드러나는 크고 작은 자구 노력들이 각각의 증상들입니다. 반복하지만 하나의 생명시스템에는 그것이 하나의 경계를 가진 하나의 시스템인 이상 하나의 상태만 가능합니다. 이러한 하나의 상태(證)가 신체의 각 부분, 또는 각 증상(x, y, z, ... 축)으로 하나의 상태공간(=위상공간)에서 각 축으로 다양하게 표출되고 이것이 증상들입니다. 현대의학은 증상들의 나열을 통해 진단을 하므로 증(하나로 통합되는 증상들의 의미 있는 연결)을 말하였던 것이 아니고 '증상들의 단순한 집합'을 말하는 것입니다. 증(證)이란 증상들의 단순나열이 아니라, 여러 증상들의 의미적 통합을 통해 그 시스템의 현-상태라는 하나의 벡터를 도출하는 것입니다. 그러므로 동종요법에서 한 개체의 증상이 아무리 많아도 증(證)은 하나이므로 당연히 하나의 약물만 선택됩니다. 그림7에서처럼 이 하나의 벡터가 역으로 각각의 축에 반영되어 각각의 증상이 되는 것이죠. 증(證)이 현상에 투사되어, 즉 증(證)의 현상적 그림자들이 증상(증후, 징후)이 되는 것입니다. 현대의학은 이러한 그림자에 매달려 그림의 예로 비유한다면 두통에는 진통제 복통에는 진경제 고열에는 해열제를 각각 사용한 것입니다. 의학의 전문가가 아니어도 무언가 크게 잘못되었음을 직감하실 겁니다. 환자의 證(또는 증상들)과 약물의 證(또는 검증을 통해 알려진 그 약물이 유발하는 증상들)이 비슷하면 즉 공감(=공명)하면 질환은 치유될 수밖에 없는 것입니다. 공감이란 물질들 사이에서 일어나는 것이 아니라는 것은 경험으로 잘 아실 겁니다(어렵게 말하자면 과정들 사이에서 일어납니다, 엥겔스).

생명인 우리가 그렇게도 경험하는 것이니 이제 생명의 연구에서도 제대로 다루어져야 할 때가 온 것입니다. 이러한 원칙과 이론은, 인간의 기본 상식과 천부의 직감으로 볼 때, 증명이전의 자명한 것입니다. 우주만물이 어떻게 돌아가는지는 자세히 몰라도(이성), 우주의 에너지 보존법칙처럼 큰 범주에서는 그러할 것이라는 것이 인간에게는 있습니다(직감). 이것을 동양에서는 인간을 소우주에 비유, 하늘성이 품부되어 있다고 하는 것입니다. 증상의 또 다른 진면목은 시간적(시스템론에서 말하는 통시성)이라는 것입니다. x-ray 촬영이나, 혈액검사 등은 사진 찍기처럼 시간성(과정, 역사성)을 배제하고 그 순간만 드러냅니다.

그러나 증상은 어떤 시스템의 정적인 순간상태가 아니라, 흘러가는 방향이라는 시간적 역동성을 잘 보여줍니다. 유기시스템이란 과정으로 이루어짐을 앞으로 보게될 것입니다. 그러므로 시간적 계기로 나타나는 증상은, 순간의 상태만 주로 나타내는 임상 검사보다 과정체인 유기시스템의 상태반영에 더욱 중요한 지표임을 알았을 것입니다(III장에 설명). 이러한 점에서 객관적 범주화가 명확해지고 그대로만 따른다면 맥진(진맥)은 실로 의미 있고, 예민한 진단법이 아닐 수가 없습니다. 각종 검사수치들이 생명체 내에서 일어난 결과들을 보여주는 수동(결과)적인 증거인데 비해, 증상은 회복 노력의 방향과 양태를 능동적으로 나타내주므로 치료적으로 아주 중요한 지표일 수밖에 없습니다.

이제까지 요약하면 현대의학은 인체의 어떤 부분이 고장난 것의 결과로 생기는 것을 증상이라고 보는 반면, 동종요법에서는 정상에서 벗어나 있는 것을 정상으로 돌리려는 노력을 증상이라고 본다는 것입니다.

현대의학은 부분의 증상은 그 부분의 고장으로 보지만,

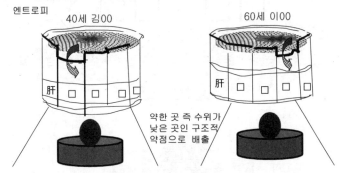

그림12

급성증상: 그 시스템의 현상적 약점으로 표출, 과정체인 생명은 에너지를 취하고 엔트로피를 적절히 배출하여야 합니다. 이것이 원활치 않으면, 전체를 살리기 위해 약한 부위로 찌꺼기를 배출하여야 전체적 균형이 유지됩니다. 이것이 급성증상입니다

엔트로피

40세 김OO   60세 이OO

肝   肝

약한 곳 즉 수위가 낮은 곳인 구조적 약점으로 배출

예를 들어, 한의학적인 표현을 빌리면 심국의 화는 편도염 등으로, 폐당의 이상은 피모에 질환 등으로 나타날 것입니다.

동종요법은 전체적인 불균형의 해소를 위해, 그 어떤 부분이 전체를 위해 총대를 멘 것이며, 결국 복구노력의 일환이라고 보는 것입니다(그림12, 13은 연계하여 보십시오). 외부의 자극에 대해 자기만의 고유한 반응(=생명력)을 하는 생명유기체의 최대 특성으로 볼 때 동종요법에서 보는 증상의 견해가 아주 타당함을 알 수 있습니다.

이 책에서는 주로 급성질환에 대해 말하는데 그림12에서처럼 급성증상은 그 시스템 내외의 일시적 문제로 갑자기 엔트로피의 원활한 해소가 안되고 쌓여 이것을 처분하는 과정이라고 할 수 있습니다. 과음이나 몸을 무리한 후 입안, 혀, 입술, 편도, 인후, 피부 등에 염증이 생기는 경험을 했을 것입니다. 갑자기 없던 균이 때마침 침범하였다고 보

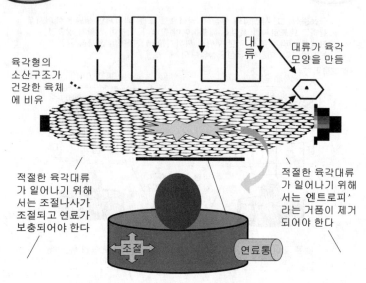

그림13

육각형의
소산구조가
건강한 육체
에 비유

대류

대류가 육각
모양을 만듦

적절한 육각대류
가 일어나기 위해
서는 조절나사가
조절되고 연료가
보충되어야 한다

적절한 육각대류
가 일어나기 위해
서는 엔트로피'
라는 거품이 제거
되어야 한다

조절

연료통

기보다는 체내에 부조화가(공급의 과잉 또는 부족, 배출의
과잉, 또는 부족으로=>엔트로피 적체) 생겨, 즉 에너지를
쓰고 난 후 반드시 생기는 에너지 쓰레기의 일종인 엔트로
피가 해소되지 못해, 전체를 살리기 위해 그 개체의 가장
약한 부위로 그림12처럼 엔트로피(폐열)를 방출하는 것이
급성증상입니다. 그러므로 이러한 급성증상을 막을 것이
아니라, 오히려 도와주어 경우에 따라 가끔씩 생기는 찌꺼
기의 배출(증상)을 원활하게 하여 인체의 생명과정이 원활
하게 돌아가도록 해주어야 한다는 것입니다.

유기체는 앞으로 보시겠습니다 만은 반드시 "과정의 존
재(비평형으로 이루어지는 소산구조, Ⅲ장에 설명)"이므로
한 순간도 에너지를 소모하지 않으면 유지되지 못합니다.

그러므로 엔트로피의 생산은 필요악이며, 이것이 적체되지 못하도록 하는 것이 항상성(건강)을 유지시켜 주는 요체입니다. 그림13은 그림12의 보충으로 냄비에 물을 끓일 때 일시적으로 나타나는 육각무늬인 소산구조(흐르는 구조)를 나타냈습니다. 생명체는 이러한 소산구조로 이루어져 있습니다.

그런데 그림13에서처럼 이러한 육각무늬 소산구조를 유지하려면 연료가 항상 공급되어야 합니다. 그리고 '바람이 분다' 든지, 기온이 변화가 있을 때는 버너의 조절나사를 적절히 조정해야 육각무늬(소산구조)가 유지됩니다. 개체와 환경과의 관계(공급과 배설)에서 항상 이 모든 것이 원활할 수는 없는 고로, 경우에 따라 엔트로피라는 거품(그림의 분홍색)이 생기면 얼른 이 거품을 제거해야 육각무늬가 존속됩니다. 이 육각의 소산구조를 생존과 건강으로 비유하면, 꾸준한 연료의 공급은 생명체가 항상 노력하는 바이고, 생명체는 항상 주위상황(환경)을 인지 판단하여(자기제작 패턴, Ⅲ장에 기술) 버너의 조절나사를 조절합니다. 그리고 거품이 생기면 급성질환(감기, 편도염 피부염 등등)이라는 방법으로 이러한 엔트로피 거품을 배출합니다. 이것이 동종요법이 보는 급성질환과 증상의 의미입니다.

Ⅲ장에 소산구조와 자기제작 패턴을 이해하시고 다시 이 장을 읽으시면 이해가 쉬울 것입니다.

동종요법에서 급성질환(증상)과 만성질환(증상)은 아주 다르다

이 책의 목적인 급성 질환의 경우에는 자세한 증상 청취를 엄밀히 안 해도(證을 구성하지 않아도) '환자의 증상들'과 '약물의 증상들'이 어느 정도만 유사하면 쉽게 치유가 일어납니다.

즉 급성질환의 경우 각자의 체질적 문제의 고려가 반드시 필요한 것은 아닙니다(물론 고려하면 더욱 좋습니다. 그러므로 각자가 동종요법 전문가와 협력하여 자신의 체질을 일단 정확히 알아내면 만성질환은 물론이고, 급성질환에도 최고의 도움을 받습니다. 급성증상에도 그 개인의 체질적 경향은 얼마간 반영되어 있기 때문이죠). 그러므로 심도 있는 체질적 고려를 안 하고, 본서에 요약된 두드러진 증상만 맞추어보아도 급성질환이 잘 나음은 그간의 임상경험보고와 여러 동종요법 서적들의 한결같은 주장입니다.

특히 작은 사고나 손상에 의한 경우는 일단 체질적인 고려가 전혀 필요 없으므로, 동종요법 책의 지침대로만 하면, 장기적으로 해로울 수밖에 없는 항생제나 진통제 투여를 줄이고, 손상에 따라 간단히 지침된 동종요법제의 투여로 일반인도 얼마든지 자신이나 가족을 치료 할 수 있다는 것입니다. 고도로 희석한 약물일수록 효과(효능)가 깊고 크고 지속적이지만, 그 대신 증상의 일치(특히 정신, 심리적 증상)가 정확해야 합니다(그림6).

그러나 저(低) 희석의(희석이 조금 된) 약물은 효과는 강하지는 않으나, 약물의 적용시 완전한 일치를 반드시 요구하지 않으므로 흔히 발생하는 급성질환 같은 육체(부분)적인 증상들을 다스리는 데 편리합니다(급성질환은 인체의 항상성이 일시 벗어난 것이므로, 생명력이 충분하여 어느 정도 유사함에도 잘 반응합니다).

즉 효과의 강도(효력)는 적은 대신 증상이 어느 정도만 맞아도(유사해도) 치료효과가 발휘되므로 가정에서 소소한 급성질환의 일차적 다스림에 아주 요긴합니다. 증상이 고장의 결과로 생긴 아픔이 아니라, 복구의 노력이라는 것은 앞에서 언급하였습니다. 또한 개별증상이 그곳의 고장을 의미하는 것이 아니라 전체의 불균형을 해소하는 차원에서 선천적으로 약한(?) 부위를 통한 균형조정의 그것임을 명기하였습니다(그림12, 13).

그러나 만성증상에 대한 견해는 아주 다릅니다. 만성증상은, 급성증상처럼 그 시스템이 복구노력을 기울이는 과정이 아니라, 지속되는 원인 때문에 존속을 위해 차선책으로 적응하는 과정이라고 보아야 합니다.

즉 처음에는 복구노력을 다하지만 계속(지속)되는 원인으로, 결국 생존의 연장을 위해 타협을 하게 된다는 말입니다. 급성 증상의 경우 일회적 원인에 의한 일시적인 부조화이므로 복구노력인 증상을 도와 다시금 균형만 회복하면 되지만, 만성의 경우 지속되는 원인 때문에 이러한 방식으로 해소하는데는 한계가 있으므로 생명유기체는 적극적인 회복노력을 이윽고 포기하고 굵고 짧게 보다는 "가늘게 늘이기(비참한 존속)"라도 도모하려는 타협을 하게 됩니다. 타협은 그 '시스템 고유의 역동성이라는 그 개체의 체질'을 따라 필히 진행될 것이고, 그러므로 이것은 만성병(또는 난치병) 치료에는 체질을 반드시 알아야 하는 이유 중에 하나입니다.

지속적인 경제왜곡으로 도래된 IMF에 처하여 국가마다 대응이 다른 것은 유기체마다 그 고유의 역동성이라는 체질이 있음을 증거합니다. 급성질환의 경우에도 그림12에서처럼 체질적인 문제가 관여합니다 만은 이때에는 체질이 증상에 그대로 반영되어 있으므로 증상만 따라도 치료가 잘되는 것입니다.

그러나 만성의 경우에는 증상에 이러한 체질이 단순하게 드러나 있는 것이 아니고, 적응과정에서 복잡하게 얽히므로 면밀하게 관찰해야 한다는 것입니다. 지속되는 원인에 의해 그 개체는 타협을 하는데 아무래도 자신의 체질에 따라 타협을 하게됩니다. 지속되는 원인과 지쳐 가는 육체라는 입장에서 이러한 타협은 세월이 가면서 점점 깊이 노골화됩니다. 그러므로 타협되어 드러난 증상이 급성질환에서처럼 생명의 온전한 복구노력이라고만 볼 수는 없는 것입니다. 이러한 만성의 상태에서 그 환자의 본래 체질에 맞는 약을 투여하면 타협이 되어온 과정과 역순을 밟아 옛 증상들이 다시 나타나며 치료가 됩니다.

즉 최근의 증상이 가장 먼저 나타나고 점점 역순을 밟아 타협이전의 몸의 상태로 나아갑니다. 이것이 미국인 의사

'헤링'이 관찰한 만성병 치료시에 나타나는 '헤링의 법칙'입니다(뒤에 잠깐 언급). 이 책의 범위는 벗어나지만, 동종요법의 총체적 이해라는 측면에서, 프로이드의 정신분석에 비유해 만성병의 형성기전과 그에 따른 치료기전을 살펴볼까합니다. 어린 시절에 무엇인가의 심리적 정신적 상처가 너무도 커서 당시 의식에서는 도저히 해결(합리화 등등을 통한 해소)되지 못합니다. 그렇다고 계속 이러한 충격에 매달려 있으면 생존에 심대한 위협이 됩니다. 그러므로 신체의 지혜는 차선책으로 무의식계로 이러한 미해결 응어리를 밀어내려 보관하여 일단 잊게 합니다.

그러나 의식하지 못하지만 그러한 과거의 상처와 비슷한 상황이 재연되면 이 응어리가 자신도 모르게 반응(공명)하여 원인 모를(의식은 모르는) 심한 불안이 생겨나고 히스테리로 발전합니다. 이런 경우 정신과 의사는 체면술, 자유연상이나 질문-대답의 시간지연 등등의 일종의 에고(Ego)를 해부하는 메스(칼)를 이용하여 환자의 의식을 절개하고 무의식에 들어가 어떠한 응어리가 무의식에 암장되어 있는지 꺼내어 환자에게 보여줍니다. 이것을 본 환자는, 과거 그 당시에는 그러한 것이 견딜 수 없어 응어리가 되었지만, 세월이 지난 지금의 상황에서 보면 별 것 아닌 것이 되므로 그 순간 응어리는 사라지고 더 이상 히스테리는 유발되지 않습니다. 이것은 증상이 만성화되는 과정과도 유사하고 그 치료 전술과도 유사하므로 이해를 위해 비유를 든 것입니다. 아무튼 '헤링의 법칙'은 동양에서도 '명현 현상'이라 하여 선진시대 이전부터 알고있던, 즉 올바른 치유가 시작됨을 알리는 현상으로(일시적으로 증상 악화), 동종 요법에서는 만성병의 치료에 하나의 중요한 바로미터로 응용하고 있습니다.

동종요법에서의 증상의 분류

동종요법에서 증상은 그 계층에 따라 그림14처럼 5가지로 편의상 분류합니다. 이 분류의 맨 아래에 위치한 증상은 치료약물 선택에 그리 영향을 주지 못하고, 계층의 위로 갈수록 그 증상은 중요하게 취급됩니다. 누구에게나 있는 증상보다는 그 개인을 다른 개인과 구별할 수 있는 그 개인만의 독특한 증상이 치료약물 선택에 아주 유용하고(비중 있고) 그러한 증상은 그림의 맨 꼭대기에 위치합니다. 동종요법의 치료는 독립된 질환의 치료에 목적이 있는 것이 아니라, 아픈 개인의 치료에 있고, 이것은 원래 모든 의학의 목표였습니다.

오늘날 이것이 변질되어 치료자 위주의 의학인 현대의학이 되었습니다(치료자-편의주위). 현대의학은 개인에서 질병을 분리하여 개인은 버리고 질병만 대합니다. 현대의 진단명 앞에서 각각의 환자는 더 이상 '누구의 아빠'이고, '누구의 여보'인 고유한 개체가 아닙니다. 현대의사들은 주로 머리를 써서 치료합니다.

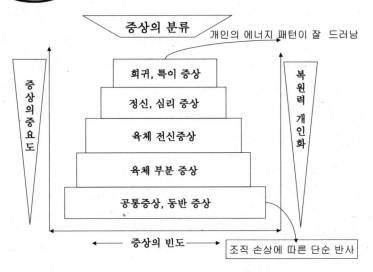

그림14

증상의 분류

개인의 에너지 패턴이 잘 드러남

회귀, 특이 증상

정신, 심리 증상

육체 전신증상

육체 부분 증상

공통증상, 동반 증상

증상의 중요도

복원력 개인화

← 증상의 빈도 →

조직 손상에 따른 단순 반사

그러나 환자 질환의 대부분은 가슴(속상해서, 스트레스)에서 온 병입니다. 이러한 괴리는 오늘날 의학의 최대 문제점이고 이것이 시정되지 않는 한 진료현장의 시비는 물론 치료효과의 최대 담보인 치료자-환자 사이의 유대관계(Rapport)가 형성되지 못해 치료율 저하를 막을 길이 없습니다. 이러한 "의사-환자간의 유대관계"를 현대의학의 모든 진단학 책이 치료에서 가장 중요한 요소로 꼽고 있습니다.

동종요법은 고통에 처한 개인을 치료하는 것이기에 질환만 분리하는 우(愚)를 범하지 않습니다. 그러려면 그 개인만의 특성(특이증상)이야말로, 비슷비슷한 약물들 사이에서 최고로 적절한 약물의 선택을 위해 중요할 수밖에 없습니다. 그림14의 맨 밑의 증상은 생명 유기체라면 그런 상황에서 일반적으로 동반되는 증상이므로 약물의 절묘한 선택에는 도움이 안 됩니다. 칼로 베이면 누구든지 아리고, 쓰린 통증 증상은 공통적으로 경험하므로 특정 개인의 구별에는 도움이 되지 않고 그러므로 이러한 증상이 그림의 맨바닥에 위치해 있습니다.

그러나 간과하지 말아야 할 것이 있습니다. 만성질환이나, 치료가 어려운 질환에서는 증상의 개인화는 아주 중요하고 치료의 요체인 것은 사실입니다(환자의 증과 약물의 증이 딱 맞아야 하니까요). 그러므로 만성질환의 치료에는 타입이라는 개인 체질의 정확한 분류가 치료의 성패에 아주 중요합니다.

그러나 이 책이 주장하는 급성질환의 치료에는 그것이 전제 조건이 되지 못합니다. 물론 체질(동종요법에서는 타입이라고 함)을 제대로 알았다면, 급성의 경우에도 체질에 해당하는 약물의 투여는 올바른 치료방책입니다. 동종요법의 치료원칙은 비슷한 것이 비슷한 것을 치료한다는 것이라고 말한 것을 상기합시다.

한 마디로 질환(개인의 증)과 약물(약물의 증)사이에 공명이 있어야 합니다. 이런 공명의 측면에서 보면, 그림14의 하단에 있는 일반증상도 동종요법의 공명 치료원칙에 대단히 중요합니다. 아주 정확한 개별화는 아니더라도 일부 증상이 비슷하게만 맞으면, 급성질환의 경우 <u>생명력이 크게</u> <u>왜곡되지 않은</u> 상태이므로 비슷한 공명이라는 부분의 유사만으로도 치료에 크게 도움이 된다는 것입니다. 생명력이 왕성할 때일수록 웬만큼 맞으면 공명이 잘 일어난다는 것입니다. 이상적으로는 그림14의 상단처럼 완전히 동조하는 약물을 찾아 투여하는 것이 원칙이나, 급성질환의 경우 어느 정도만 맞아도 공조가 일어나므로 쉽게 일반인도 치료할 수 있는 것입니다. 급성질환이란 생명력의 부족에서 오는 것이 아니고, 대부분 잠시의 불균형(엔트로피의 일시적 증가) 또는 부조화에서 오기 때문입니다. 가정에서 동종요법으로 치료가 가능한 이유는 개인마다 세밀한 개별화를 안 하더라도 일반적으로 상식이 된 병명별로 동종요법 약물을 열거하고, 그 중에서 간단히 선택할 수 있도록 하는 것이 가능하기 때문입니다. 그리고 실제로 이렇게만 하여도 감기 등 급성질환은 놀랄 정도로 잘 났습니다.

동종요법에서 증상의 정의는 대단히 광범위합니다. 평소 건강한 상태로부터 변한 모든 것이 다 증상이고, 가장 중요한 증상은 그 개인만의 특징적 증상이라고 이미 언급하였습니다. 그러므로 전체성의 반영인 특이한 육체적 증상을 포함 정서적, 정신적 증상(예를 들어 보통 때는 독립적인 어린이가 부모에게 매달린다든지, 명랑하던 어린이가 짜증을 자주 내든지, 혼자 있으려 한다든지 등등의 사소한 것을 포함하여)도 중요합니다. 경우에 따라 어린이의 기호도, 식·습관의 변화도 약물선택에 중요합니다.

동종요법에서 특히 변증인(Modality)을 중요시하므로 여기에 대해서도 잘 알아야 합니다. '변증인(辨症因)'은 "환자의 증상에 영향을 주는 모든 것"이라고 할 수 있으며, 크게 보아 다음과 같이 설명할 수 있습니다. 어떤 기후가 어린이의 증상에 어떤 영향을 주는지, 식·음료의 선호도와 차고 더운 것, 맛, 냄새 등이 증상에 어떤 영향을 주는지, 창문을 열고 닫는 것이 증상에 어떤지, 어떤 시간에 증상 변화가 있는지, 꼭 안아 주는 것이 증상을 좋게 하는지 등등, 즉 어떤 때, 어떤 경우에 증상의 변화(증상의 완화, 또는 악화)가 생기는 지가 '변증인'이고, 이것을 알아보는 것이 약물선택의 정확성에 매우 중요합니다.

그러나 이 책은 흔히 겪는 급성질환을 일반인들에 의한 가정 치료가 가능하도록 엮은 관계로 '변증인'을 크게 다루지는 않았지만 급성질환의 경우에도 치료약물 선택에 도움이 되며 동종요법에서 증상이라는 말에 변증인도 포함되어 있습니다. 어린이 자신의 증상 표현은 치료적 가치가 높고 그러므로 존중되어야 합니다. 너무 어리거나, 증상이 심해서 표현이 곤란한 경우는 그 행동양태를 잘 살펴야 합니다.

예를 들어 아픈 부위를 만진다든지, 아픈 부위로 구부리고, 배변이나, 소변 시 운다는 것은 그곳이나 그런 때 통증이 있음을 증명합니다. 그래서 흔히들 어른은 말하고 어린이는 보여준다고 합니다. 본다고 하는 것에는 다음과 같은 것도 포함됩니다. 체온이 얼마나 그리고 언제 변동되는지, 호흡의 변화가 있는지, 피부색의 변화, 땀의 양 및 시기, 냄새, 위치, 식은땀인지 등을 알아보고, 평소 기질의 변화를 살피며, 식욕이나 음료 마시기 등의 양태를 살피고, 전체적인 에너지 상태(활기, 피곤)나 기분의 관찰도 매우 중요합니다.

특히 그런 질환에는 동반되지 않을 것 같은 '이상한 증상(Strange symptom)'이 있는 경우 약물 선택에 비중 있게 기여합니다. 현대의학은 이러한 증후(징후)들을 부수적인 것이라고 보았고, 일단 진단이 내려지면 그 때부터는 철저히 진단명에 의존 치료하기 때문에 생명현상의 치열한 표현인 상기에서 열거한 '증상 및 연관된 미묘한 문제'들을 살피지 않았습니다. 현대 의학적으로 같은 '진단'이 붙어도 엄밀히 말해 같은 병이 아닙니다. 각양의 질환(아날로그 양상)을 현대-의학적으로 다루기 쉽게 몇 가지로 표준화한 것(디지털)이 진단명입니다.

모든 질병은 각각의 역사가 모두 다르고, 상기에서 본 것처럼 생명력의 발휘라는 미묘한 증후들은 조금씩 다 다릅니다.

그러나 현대의학은 이러한 생명력의 진실한 측면을 표준화라는 미명아래 은근슬쩍 방기하였고, 그 표준화 덕택에 의사의 양심은 편했을지 몰라도 아픈 환자에게 비인간화,

획일화의 인간적 비애까지 얹어주는 결과를 초래했다고 보는 견해도 있습니다.

  그러나 동종요법은 진단명이 문제가 아니라 생명의 순수한 복구노력이 바로 증상이고, 증후(늑징후, 변증인)이므로, 이들의 미묘한 변화와 과정에 촉각을 곤두세우는 것입니다. 천부적인 생명력의 발현인 증상과는 다르게, 병 이름(분류, 진단명)이란 편의상 인간이 만든 것이지, 본시 있던 것은 아닙니다. 아무튼 본서에서는 까다롭지 않고, 일반인도 가급적 쉽게 약을 선택할 수 있도록 노력하였습니다. 아래에 예시한 변증인의 예는 극히 일부일 뿐이지만 급성질환의 치료에도 좋은 향도가 됩니다. 증전(증상의 사전)에는 아래와 같이 변증인이 잘 기록되어 있고, 각 변증인 마다 약물의 선택에 크게 도움을 줍니다. 참고삼아 변증인을 정리하여 보면 다음과 같습니다.

  *시간 : 증상이 악화되고 완화되는 시간, 약에 따라 구체적으로 몇 시라고도 되어 있고, 크게 밤이나 낮으로 표현되기도 하고, 아침, 점심, 저녁, 혹은 오전, 오후, 또는 정오, 자정 등으로 표현되어 있습니다.
  *자세, 양상 : 증상을 완화시키거나 악화시키는 자세, 아픈 쪽으로 눕는 다든지, 아니면 반대로 눕는 것이 증상에 미치는 영향, 움직이는 것이, 또는 휴식하는 것이 증상에 미치는 영향
  *주위환경 : 기온, 기후, 날씨, 건·습 관계에 따른 증상의 변화
  *어떤 음식이나 음료의 섭취가 선호되고, 회피되는지. 이러

한 식·음료가 증상에 미치는 영향. 식·음료의 덥고 찬 관계의 선호와 회피 및 증상에 미치는 영향

*수면에 관하여 : 잠을 잘 자는지, 어떤 모습으로 자는지, 자고 나면 증상이 완화되는지, 악화되는지, 꿈이 많은지 어떤 종류의 꿈인지

*추위를 타는지, 더위를 타는지, 얼마나 그런지

*정서, 무드 : 혼자 있기를 원하는지, 함께 하기를 바라는지, 다정다감한지, 또는 무관심한지.

상기의 여러 변증인은 만성병이나 체질적 치료에 도움이 큽니다.

그러나 급성질환의 경우에도 사실 중요하므로 환자를 잘 살피는 것이 올바른 치료약 선택에 중요하고, 본서의 "치료예"에서도 이러한 변증인을 간간이 이용하였습니다. 어떤 면에서는, 환아(患兒)를 잘 살피고 미묘한 증상과 증후, 변증인을 관찰하는 것은 의사보다도 부모님들이 더 제격입니다.

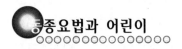

동종요법과 어린이

동종요법으로 가장 잘 치료되는 그룹은 당연히 어린이들입니다.

어른들처럼 여러 약물에 노출되었거나, 아직 심한 정신적 심리적 스트레스를 받지 않아, 타고난 생명력이 훼손되지 않았기 때문에 동종요법과 같은 생명력 강화라는 치료

원리가 위력을 발휘합니다. 실제로 동종요법의 적용경험들은 한결 같이 이러한 점을 증거하고 있습니다.

특히 아직 인지가 발달되지 않은 어린 영아에게도 효과가 탁월한 것으로 보아, 일부에서 주장한, 동종요법은 자기 암시적 심리효과(플라시보, 위약효과)에 의한 것이라는 주장은, 근거가 없음이 증명되었습니다. 이러한 증거를 덧붙이자면 플라시보 유발이 불가능한 동물의 치료에도 동종요법은 효과가 큰 것으로 알려져 왔다는 사실입니다. 동물의 증상과 치료약물의 선택에는 통계적 자료가 아직 많지 않기 때문에 문제는 있지만 향후 수의학에도 동종요법은 크게 유용할 것으로 보이고 애견(愛犬)을 위한 동종요법의 약물들은 현재 선진국에서는 시판되고 있고, 수의(獸醫) 동종요법에 대한 책도 십 수권 나와있습니다. 동종요법이 편도선 제거 수술, 삼출 중이염에 시행하는 고막-튜브설치 수술의 빈도를 대폭 감소시킨 사례는 많이 보고되어 있습니다.

어린이의 동종요법 치료에서 특히 강조되어야 할 점은, 약물 투여 후 증세의 호전여부도 약물 효과의 판단에 중요하지만, 동종요법은 생명력(조직원리, 뒤에 기술합니다)의 강화를 꾀하는 치료법이므로 개별 증상의 호전보다도 기분이 좋아지던지, 에너지 상태가 좋아져 좀더 활동적이 되던지, 식욕의 정상화 및 그 이외의 "뭐라고 말할 수 없지"만 전신적 호전의 기미가 보이는 경우는 개별 증상의 호전이 당장 없더라도 곧 이어질 치료의 증거가 된다는 점입니다. 상기에서 말한 "뭐라고 말할 수 없는 것"은 의사가 알기는 어려울 수 있습니다. 항상 같이하는 부모의 경우는 이러한 점에 매우 예민하기 때문에 오히려 의사보다 이러한 치료에 적임자라고도 합니다.

의사라고 모든 치료에 적합한 것은 아닙니다. 영어의 치료라는 원래의 뜻은 안내한다는 뜻입니다. 일반적으로 질환에서 의사는 도우미의 입장이고 적극적 치료자는 자신이거나, 가족들이 되어야 합니다. 두고보시면 알겠지만 의료가 이러한 입장을 회복하지 못하는 한 의료의 제반 문제는 결코 해결되지 않는다는 것을 명심해야 합니다. 현대의 의사는 질병에 대한 전문가이지(=훌륭한 치료 도우미), 병든 사람에 대한 전문가는 자신이나 가족일 수밖에 없습니다.

어린이 질환의 치료
○○○○○○○○○○○○○○○

어린이 질환은 급성과 만성으로 나누어지고, 본서에서는 급성의 흔한 질환만 주로 다룹니다. 급성의 질환에 자주 발생하는 가벼운 손상(타박상, 삔데, 화상, 상처 등)을 포함시킵니다. 손상에 의한 질환은 어린이의 체질적 문제를 고려하지 않아도 되므로 손상의 분류에 따라 약을 아주 쉽게 선택할 수 있으므로 편리하고 아주 간편합니다. 급성질환은 병이 갑자기 시작되고, 갑자기 좋아지며 보통은 그 질환의 일반적 코스를 거칩니다. 병이 시작되는 원인도 명확한 경우가 많습니다. 오래 추위에 노출되었다든지 상한 음식을 먹었다든지 등등입니다. 손상에 의한 응급질환에서와는 달리, 급성질환에서는 증상에서 약간의 개별(개인, 체질)적인 것이 개입됩니다.

만성질환에서는 개별적인 면을 전적으로 찾고 의지하지만, 급성의 질환에서는 그렇게까지는 않지만, 본서의 경우 어떤 급성질환에 어떤 약을 몇 개씩 나열하였으므로, 그 몇 개의 약물 중에서 좀더 적합한 약을 찾고자 하는 뜻에서 개별적인 것을 찾는 정도입니다. 만성질환은 어린이의 체질(타입)에 많이 의존, 동종요법 전문의를 찾아야하므로 이 책에서는 구체적 치료는 언급하지 않았습니다.

동종요법의 질병전병(진행)의 원칙인 '헤링'의 법칙은 동종요법에서 또 하나의 치유 법칙이므로 그 개요라도 말씀드립니다. 미국의사인 '헤링'은 개인적인 치료 경험 때문에 동종요법에 귀의하여 연구하던 중, 질환의 치료에 순서가 있음을 여러 번 경험하였습니다. 질환이 나으려면 주요 장기의 증상부터 좋아지고, 말초 장기의 증상호전은 그 뒤에 따라 옴을 발견하였습니다. 비슷한 의미지만 증상은 우리 몸의 내부 증상부터 좋아지고, 피부 등 외부증상의 호전은 그 후에 나타났고, 생명의 중요 기관이 있는 머리 부위의 증상이 먼저 좋아지고, 사지의 증상은 그 후에 호전되었습니다. 그리고 최근에 발생한 증상부터 먼저 좋아지고 그 과정에서 과거의 증상들이 최근 순서로 다시 나타나면서 완치가 되는 것을 만성병의 치유에서 관찰하였습니다(아팠던 역순으로).

이러한 원칙을 예를 들어보면 내부의 증상이 좋아지고 그후 외부인 피부의 발진(병마다 약간은 다르지만 대개)이 좋아지며, 발진의 경우 머리부위 피부에서부터 사라진다는 의미이며(위에서부터), 부분적인 육체적인 증상보다도 호전이 시작되려면 심리, 정신적 증상부터 좋아지므로, 기분부터 좋아지게 된다는 말입니다.

이러한 기록은 후한시대 '장중경'의 상한론(傷寒論) 이하 동양의 여러 의서에도 기록되어 있습니다. 증상과 징후를 면밀히 관찰한 제 민족과 제 시대의 모든 의서는 이러한 법칙을 발견하였고, 이러한 점에서 보면 이러한 생명의 법칙은 이미 검증된 것입니다. 아무튼 본서에서는 이러한 원칙이 별로 필요치 않은, 그러나 약-소비의 90% 이상을 차지하는 급성병과 가벼운 손상에 대해서만 주로 언급합니다.

급성질환에서 동종요법 약물의 투여방법은 대체적으로 다음과 같은 큰 원칙 하에서 시행됩니다.

첫째 각 약물마다 포텐시(희석의 정도)가 다르므로 본서에서는 그간에 여러 치료자에 의해 축적된 급성질환 치료의 경험을 토대로 간편하게 몇 종류 포텐시(Potency)만 사용합니다.

포텐시 결정은 유사성의 일치에 따라, 또는 부분적 육체 증상을 치료 할 때는 낮은 포텐시를, 전체성인 정신-심리적 증상에는 높은 포텐시 사용이 일단 큰 원칙입니다. 그러므로 증상과 약물이 아주 잘 일치한다고 생각되거나 정신 심리적 증상에는 좀더 높은 포텐시(더 많이 희석 된) 30C 이상을 사용해도 되고, 그 반대이거나 육체적 부분적 증상에는 낮은 포텐시를 사용하면 됩니다.

약물의 투여 간격은 30분마다, 1시간마다, 2~5시간마다, 하루에 3번 등 여러 경우가 있을 수 있는데, 일반원칙으로는 증상이 심하면 자주 투여하고, 호전되면 투여간격을 늘이며, 일반적으로 낮은 포텐시는 자주 주고, 높은 포텐시는 드물게 투여합니다. 일반적으로 급성질환의 경우 3~4회 투여 후에도 호전기미가 없으면 약물을 교체합니다. 약물은 주로 알약으로 공급될 예정이며, 물약, 연고 등 여러 제형이 있습니다. 일반적 주의 사항은 약-투여 30분 전후에 음식물 섭취를 삼가고, 자극성 음식이나 커피 등 기호 음료는 피하고, 강한 향기, 향료, 향수도 피해야합니다. 동종요법 알약의 바탕제재(Base)는 락토스(Lactose)이므로 혀에서 잘 녹습니다. 혀에 놓고 녹여(쉽게 녹음)서 복용하는 것이 가장효과가 좋은 것으로 알려져 있습니다. 어린이나 유아의 경우도 약물의 제형이 작은데다가 락토스의 달착지근한 맛과 함께 입에 넣자마자 아무 향도 없이 순간 녹아버리므로 쉽게 복용시킬 수 있습니다.

의료 선진국인 프랑스, 영국, 스위스, 네덜란드, 미국, 독일 캐나다 등에서는 일반인들이 많이 쓰는 약물을 위주로 "키트(Kit, 급성이나 응급질환에 자주 쓰이는 중요한 약물을 6개에서 12개 정도로 압축하여 상품화한 박스)화"해서 팔고, 자주 사용하여 그 '키트'에서 고갈되는 약물 종류만 채워 넣는 방식으로 권장하고 있습니다. 보관 시 전자파, 강한 빛, 온도가 높거나 너무 낮은 곳을 피하기만 하면 동종요법의 약물의 유효기간은 아주 긴 것으로 알려져 있어 이러한 권장 방법은 의료비 절감이나 건강 증진에 아주 중요하다고 생각됩니다(그들은 역시 선진국민 입니다).

약물 복용은 가급적 약에 미리 신체를 접촉하지 말고(손으로 만지지 말고) 입안에 직접 떨어뜨리는 방법이 좋습니다.

그러나 일부에서는 그렇게 안 해도 된다는 주장도 많으나 어려운 일이 아니므로 그렇게 한다고 손해 볼게 없을 것 같습니다.

●동종요법 치료 중에 유의할 점

강한 향기의 음료나 음식은 피하는 것이 좋습니다. 일반적으로 각종 어린이 질환용 시럽에는 향기가 들어있으므로 같이 사용하지 않는 것이 좋습니다. 현대의학적 약물과 동종요법의 약물을 동시에 사용하는 것을 일부러 추천하지는 않지만, 경우에 따라 도움이 됩니다.

그러나 원칙적으로 강한 향기의 시럽 등과 함께 사용은 피해야 합니다. 같이 사용했다고 해서 부작용이 출현해서가 아니고 동종요법 약물의 효과가 단지 감쇄되기 때문입니다.

병을 치료하는 것이 아니라 그 질환에 걸린 사람을 치료하는 것이므로 병명은 같지만 병은 사람마다 차이가 없을 수 없습니다. 그러므로 병에 걸린 사람을 치료한다는 것이 진정한 치료인 것입니다. 어떤 어린이가 독감에 걸렸을 때

고열이 나고, 나른해지며, 몸살과 두통, 기침, 콧물 등의 증상을 호소할 것입니다. 그리고 현대의학은 이러한 괴로운 증상을 없애려고 노력할 것입니다. 그러므로 개인에 상관없이 치료가 일정하게 이루어집니다. 이런 경우 처방은 어린이를 가리지 않고 대개는 어린이용 해열진통제 1정, 기침억제제 1정, 콧물억제제 1정, 이러한 약 때문에 소화가 걱정되어 소화제 1정을 하루 3차례 복용하도록 할 것입니다. 그 어린이의 미묘한 증후를 알아보지 않고도 최소한의 증상만 듣고도 쉽게 처방을 할 수 있습니다. 그 개인에 대한 처방이라기 보다는 독감이라는 하나의 실체에 대해 정해진 처방이니 그럴 수밖에 없습니다.

그러나 독감은 생명체를 떠나 홀로 존재하는 것이 아니므로 그 주체인 독감에 걸린 개인적 측면을 반드시 고려했어야 합니다. 같은 바이러스에 의해 같은 독감에 걸렸지만 어떤 어린이는 갈증을 느끼고, 어떤 어린이는 전혀 갈증이 없고, 어떤 어린이는 이불을 돌돌 말고도 떨고 있으며, 어떤 어린이는 문을 열어 시원한 공기가 통하기를 요구합니다. 평소에 침착했던 어떤 어린이는 독감에 걸리고 유난히 화를 내며, 어떤 어린이는 평소와는 다르게 엄마 옆을 잠시도 떠나지 않으려 하고, 다정다감하던 어떤 어린이는 갑자기 만사를 귀찮아하며 혼자 있으려만 합니다. 식욕에 대해서도 많은 변화가 있어서 입맛을 잃는 경우가 많지만, 평소에 먹지 않던 것(짠 것, 단 것)을 주문하기도 합니다. 이렇게 그 개인의 생명의 현 상태(생명력의 개성, 과정 생명의 현재 돌아가는 방식이)가 천차만별인데도 아랑곳없이 대부분 증상 억제에 대한 약만 과감히 사용하였던 것입니다(변증인 같은 미묘한 징후는 증전에서 약물을 찾는데 아주 중요한 역할을 합니다).

그러나 동종요법에서는 괴롭다는 이유로 증상을 무조건 막는 것이 아니라, 상기의 여러 차이점(증상, 징후, 변증인)을 근거로 각자의 독특한 생명력을 올바로 도와주는 약을 찾는데 소중하게 원용합니다. 생명력이 없었다면 원래 증상도 없습니다. 증상은 외부의 조건이 아니라, 외부의 환경과 불특정 자극에 대한 생명력의 고유한 반응입니다. 벌침이 박힌 스폰지는 아무런 능동적 반응(부종, 염증, 가려움 등)을 보이지 않습니다. 생명력이 없다면 질병도 없고 증상도 없습니다. 이렇게 간단히만 보아도 증상은 생명의 숭고한 노력이라는 점이 확연히 드러납니다. 그러므로 무조건 없애는 것이 얼마나 비이성적이고 무서운 일입니까. 반대로 이러한 숭고한 노력(증상)을 돕는 것이 얼마나 위대한 치료입니까. 현대의학과 동종요법을 단순 비교해 보면 현대의학의 약물선택이 진단만 내려지면 대단히 기계적인 고로(정해져 있어) 쉽다고 아니할 수 없습니다.

그러나 동종요법의 약물 선택은 면밀한 관찰과 심리와 정신적 측면까지 전부를 고려하여, 하나의 현상적 단면인 질병명이 아니라, 그 개체의 진정한 현 상황을 파노라마식으로 판단하는 것입니다.

그러나 이 책은 간단한 질환에 대한 쉬운 치법을 다루므로, 이렇게 까지 하지 않고도 급성질환 정도는 다룰 수 있다는 보고와 실제입니다. 또 하나의 차이점은 현대의학은

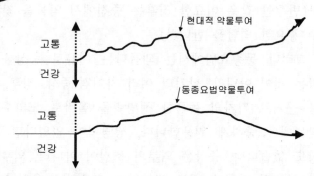

그림15

현대적 약물투여

고통

건강

동종요법약물투여

고통

건강

현대적 약물의 투여는 금방 증상의 괴로움을 덜어주어 바로 느끼게 되므로 그 매력은
환상적입니다. 심한 두통이 한 알의 약으로 사그라지는 것은 가히 하나의 드라마입니다
부덕한 임금이 충신들의 간언 때문에 골머리를 앓고 있을 때, 이를 물리쳐준 간교한
신하가 그렇게도 고마운 것처럼 말입니다. 그러나 그 생명체의 미래가 어둡다는 것은
누구나 짐작할 수 있습니다. 증상을 나를 괴롭히려고 생긴 것은 아닙니다.
순간적인 드라마는 아니지만 동종요법의 약물은 임금의 도덕성을 회복하여 충신들의
상소와 간언의 필요성 마저 근본적으로 없애는 것입니다.

어떤 특정 증상의 괴로움을 즉시 억제하는 화학약물이 주
종을 이루는 고로 그 자리에서 효과를 느낀다는 점입니다
(그림15). 이것은 환자에게 크게 어필하므로 자꾸 이러한
약물의 사용을 부추기게 되는 것입니다.

그러나 증상의 괴로움이 그 개체를 괴롭히려는 것이 아
니었기에 충신의 말을 막는 신하(간신)를 일단은 편하다고
중용(重用)하는 경우와 같습니다. 생명체의 복구의 과정은
괴로울 수밖에 없지만 빨리 도와서 괴로움을 끝내야지, 괴
롭다고 무조건 복구의 과정을 막는 다면 그 생명체는 불치
병을 예약을 한 것이나 마찬가지입니다.

그러나 현대에 이르러 사람들은 금방 편한 것만 원하지
미래를 보려 하지 않습니다.

그러나 진리는 항상 그래왔던 것처럼 괴로움의 일시적 회피와는 전혀 다르게 존재합니다.

일반적으로 개별 어린이의 동종요법 약물을 찾는 요령은 다음과 같습니다. 아래의 각각의 경우는 약물의 올바른 선택(증전을 이용)에 길잡이입니다. 본서는 간편한 약물적용을 위주로 하였으므로 아래의 사항은 참고적으로 읽어보시면 됩니다.

*원인에 대해서 알아본다 : 어떤 상황에서 그 질환이 발생했는지에 따라 약이 달라집니다. 비를 맞고, 옷이 물에 젖은 후에, 일교차가 심한 기후에 노출된 후, 또는 육체적 무리 후, 심리적 압박 후, 건조하고 차가운 기후에 노출 후, 덥고 습한 기후에 노출 후, 차고 습한 기후에 노출 된 후, 바람 부는 날씨에 노출된 후 등등 매우 다양하다. 이러한 다양성에 따라 약의 선택이 달라집니다. 그러므로 이러한 점들에 대해서 가능하면 알아보아야 합니다.

*체온이 높고 낮음과 그 시각이나 변화의 양상을 알아봅니다 : 얼마나 높은지, 몸 전체에 열이 있는지, 부분만 그런지, 어떤 부분에 열이 있는지, 갑자기 고열이 시작됐는지, 서서히 시작했는지, 어떤 시각에 특히 열이 나는지, 어떤 시각에 열이 완화되는지, 오르락내리락 하는지, 꾸준히 지속되는지 등에 대해 알아봅니다. 각각의 경우는 적절한 약물의 선택에 크게 도움을 줍니다.

*숨을 쉬는 모습을 관찰합니다. 얕게 쉬는지 깊게 쉬는지, 쉬는 패턴이 어떤지 등등을 알아봅니다.

*피부의 색깔 변조에 대해 알아봅니다 : 붉게 충혈되었는지, 창백한지, 푸르스름한지, 부분적인지, 어떤 부위만 그런지,

얼룩처럼 색조 변화가 보이는지

*땀에 대해 알아봅니다 : 땀이 많은지 적은지, 냄새가 심한지, 어떤 부위만 잘 나는지, 식은땀인지, 땀 흘린 후 증상이 좋아지는지, 오히려 악화되는지

*기질과 표정을 살핍니다 : 평소의 기질과 표정도 중요하지만, 질병에 걸려 있을 때의 변화를 비교합니다. 화를 잘 내는지, 잘 삐지는지, 가만히 못 있고 초조해 하는지, 수줍은지, 잘 우는지, 어울리기를 좋아하는지, 무서움을 많이 타는지, 무관심해 지는지 등을 봅니다.

*목소리가 힘이 없는지, 목이 쉬었는지, 목소리가 거칠어졌는지,

*통증의 양상을 어린이가 어떻게 표현하는지, 어떤 부위인지 (좌우), 이동하는지

*고통이 어떻게 하면 완화되는지, 악화되는지, 무엇이 좀더 증상을 좋게 하고 나쁘게 하는지

*식욕이나 갈증에 대해 알아봅니다 : 배가 고픈지, 갈증이 있는지, 어떤 것을 원하는지(찬 것, 더운 것), 자주 조금씩 여러 번 마시는지 또는 한번에 많이 마시는지

*생기를 알아봅니다 : 누워만 있으려 하는지, 너무 피곤하여 눈이 감기는지, 아니면 전혀 반대의 경우인지

*이불이나 옷 등등 덮을 것을 원하는지, 아니면 반대로 걷어내든지, 창문이 열려 개방되는 것을 원하는지, 싫어하는지

*증상에 변화(악화되거나 완화되거나)를 일으키는 특정한 시간이 있는지

*특이한 증상이 있는지 살핍니다 : 그 질환에 어울리지 않는 특이 증상은 약물의 선택에 아주 중요합니다. 예를 들면 고열인데도 갈증이 없다든지, 종기나 있는데 만지면 오히려

덜 아프다든지, 피부에 붉은 발진이 있고 가려운데 더운 것을 대면 오히려 증상이 완화되는 경우 등입니다.

*마지막으로 현대의학적인 '진단명'이 무엇인지도 참고적으로 중요하고, 집에서 치료하는 급성질환의 경우 이러한 잘 알려진 '진단명'으로 어느 정도 약물의 선택 폭을 줄입니다. 이 책도 집에서 간단히 치료할 수 있도록 이러한 점을 많이 응용하였습니다.

*영아의 경우 말이나, 표현이 잘 안되므로 행동이나 표정을 잘 관찰하면 유익한 치료를 할 수 있습니다.

II 동종요법 실제

치유라는 목표로 가는 길은 외길이 아닙니다. 현대 의학적인 치료는 대부분 외길을 상정하고 있으며, 그 이유는 정비소에서 고장난 차량을 고치는 방법이 정비공마다 크게 틀릴 수 없다는 사실에서 바로 이해가 됩니다. 그러므로 기계론적 의학에서 치료 코스는 일률적으로 정해져 있는 경우가 많습니다. 이러한 면은 때로 객관, 정량적이라는 장점을 가지고 있음으로 꼭 잘못된 것이라고 말할 수는 없습니다.

그러나 생명의 본질을 알고 그 원칙에 따르는 동종요법의 치료는 정해진 딱 부러진 하나의 방법만 고집하지 못합니다. 하나의 목표에 도달하는 여러 방법(약)이 있다는 것은 좋은 일이지만, 현대라는 시대정신을 공유하는 의사들이나 환자들에게는 당황스런 일이기도 합니다. 그러므로 의사들이 처음에 동종요법의 책을 보고 느끼는 거부감은 당연한 것입니다. 골프 경기에서 큰 코스는 정해져 있지만, 각 선수마다 공의 경로는 다르게 진행되고, 타수의 차이

(치유에 걸리는 시간)는 있지만 결국 홀컵(=치유)에 도달합니다. 동종요법도 대체적인 약물 선택의 기준(약전)은 있으나 세부적으로는 서로 다를 수 있습니다. 세계적으로 저명한 동종요법 전문의 사이에서도 치료 약물 선택이나 포텐시(Potency, 벨라돈나30C에서 "30C"가 포텐시 즉 희석의 정도) 결정, 그리고 투여방식(간격)에 차이가 있습니다.

그러나 같은 환자를 보고 치료제로 선택된 약물이 두 전문가의 경우 서로 달랐지만, 둘 다 그 질환을 잘 치료합니다. 어려움에 처한 사람을 도와주는 방법은 여러 가지일 수 있습니다. 성금을 전달하던지, 직접 노동을 제공하던지, 위로의 말을 해주던지 등등입니다. 이 책에서 앞으로 예를 드는 손상이나 급성질환의 경우는 생명력이 정상인 상태이므로 어떤 것이든 슬쩍 도움을 주면 곧바로 정상을 회복합니다.

그러나 만성질환의 경우는 이러한 작은 도움도 중요하겠지만 생명력이 소진되고 왜곡된 상태이므로 가급적 맞춤 도움이어야, 어느 정도 그 상황을 벗어나는데 실질적 도움이 된다는 것입니다. 그러므로 만성질환의 동종요법 치료는 전문의에게 의뢰하여야 하는 것입니다.

본서에서는 프랑스 의사이자 유명한 동종요법 전문의인 마이클 어빈(Michel Aubin)이 제공하는 급성질환에 대처하는 아주 간단한 동종요법 치료 예를 중심으로 소개할까 합니다. 여러 동종요법 소개 서(書)를 비교해 보면 같은 증상, 동일 질환에 대해서도, 대부분은 유사하지만, 책마다 치료 약물에 조금씩 차이가 있습니다. 앞에서도 언급했지만, 급성질환의 경우 환자의 증상(證)에 대체적으로라도 비슷한 약물이라면 쉽게 치유를 촉진한다는 것입니다. 이러한 '대체적으로 비슷한 약물'은 더욱 여러 가지일 수밖에 없고, 그러므로 하나의 급성증상들이나 질환에 동종요법 치료약은 여러 가지일 수 있는 것입니다.

본서의 예가 아주 간단하지만, 급성질환의 경우 이 정도만 기준으로 해도 가정에서 쉽게 급성질환을 다스릴 수 있다는 것입니다. 어떤 책에서는 급성질환의 치료에 수십-수백 개의 약물을 장황하게 소개하는 경우가 많으나, 오히려 혼동만 줄뿐입니다. 다시 반복하지만 급성질환의 경우 어느 정도 유사하면 치유가 촉발되므로, 자세하게 한다고 장황하게 하여 줄기조차 모르는 것보다, 몇 가지 대표적인 약으로 큰 기준을 정하는 것이 훨씬 치료에 도움이 된다는 것입니다.

이 책이 소개한 동종요법의 치유는 주로 어린이를 위주로 하였지만 사실 어린이와 어른은 동종요법에서 구별되지 않는다고 하였습니다. 투여 약물의 양(量)이나 포텐시는 영아나 어른이나 차이가 없습니다. 다만 투여 간격이 조정될 수 있습니다. 어린이는 어른보다 생명력이 왕성하여 동종요법 치료에 잘 반응한다고 알려져 있습니다. 동종요법을 일상에서 효과적으로 활용하게 하기 위하여, 일상의 이야기 줄거리를 만들고 거기에서 일어나는 손상이나 질환에 동종요법 적용을 시도하였습니다.

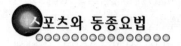

"밖에는 눈이 내리고, 일상을 던져 버리고 오랜만에 스키를 즐기기 위해 멀리 떨어진 무평스키장으로 떠납니다. 대부분의 현대인들은 10원을 벌기 위해 10,000원을 투자하는 삶으로 일관하고 있습니다. 그러므로 살아갈수록 적자는 더 커지고 그 만큼 더 많은 일을 해야만 하므로 나이가 들수록 바빠집니다. 그래서 적자(흑자의 반대, 赤子)생존인 것입니다. 오늘날 각종 현금카드는 이러한 적자생존(외상)의 상징물입니다. 다원의 적자(適者)생존은 여기서는 그대로 적자(赤子)생존과 교감합니다. 고물차의 진동과 휘발유 냄새, 그리고 약간의 설레임은 멀미가 됩니다. 동종요법 약물은 현대 약리학의 약동학과 약력학을 따르지 않으므로 증상의 호전 여부와 환자의 전신상태 및 기분을 잘 파악하여 투여 횟수를 조절해야 합니다. 투여 횟수를 잘 조절해야 하지만, 정성을 드린다는 마음가짐만 있고 그 정도의 성의만 있다면 이것이 치료 성패의 주요한 열쇠가 되지는 않습니다."

❖ 멀미

경우① : 심하게 울렁거리고 조그만 덜컹거림에도 심해지며, 식은땀이 나고 차창을 열어 시원한 공기가 들어오면 조금 견딜 만합니다.

치료 → 〔타바쿰, Tabacum〕 5C를 15분마다 반복 투여,

호전되면 투여 횟수를 줄인다.

이유 : 담배 피우면 니코틴에 의해 울렁거리는 등 멀미와 비슷한 증상이 생기기 때문(유사의 법칙)

경우② : 울렁거리며 어지러움이 심해지며 누우면 조금 낫습니다. 수평으로 누운 상태에서 일어나려면 더욱 멀미가 심해집니다. 침도 많이 흘린다.

치료 → 〔코쿨러스, Coculus〕5C를 상기의 약물과 같은 요령으로 투여합니다.

이유 : 이 식물은 중추신경 흥분제인 '피크로톡신' 함유

경우③ : 모든 멀미에 잘 듣는다. 두통이 있고 창문을 열기를 원한다.

치료 → 〔페트롤럼, Petroleum〕5C. 같은 요령

※ 중추신경계의 미숙으로 어렸을 때는 멀미를 많이 하여 부모님들을 안타깝게 합니다. 항히스타민제나 피부에 붙이는 스코폴라민 제제를 먹거나 붙이면 어느 정도 멀미는 예방됩니다.

그러나 이러한 화학약품(이 약물들은 뇌 실질로 잘 들어가므로 발달 중인 뇌신경에 영향을 준다)을 쓰지 않고도 상기와 같은 동종요법 약물로 멀미는 잘 조절됩니다. 멀미에 대표적인 약들이 서로 구별되기가 어려우므로 써보아서 어린이에게 맞는 약을 찾아 놓으면, 크게 도움이 됩니다.

멀미가 예상되면 예방을 하는 편이 더욱 효과적입니다. 긴 여행의 경우 하루 전 매 3시간마다 투여, 짧은 여행의 경우 여행 전(3~6시간 전에)에 한 두 번 투여.

❖ 손상에 대한 동종요법

동종요법 약물의 적용은 손상의 확산을 막고 통증을 억제하며 치유를 촉진합니다. 중요한 것은 응급실에 빨리 가야할 상황인지, 동종요법으로만 다스려도 될 상황인지를 판단하는 것입니다. 판단이 서지 않을 때는 권역별 응급의료정보센터(전화번호1339)에 전화를 해서 상담하는 것도 요령입니다. 응급실에 가는 상황에서도 마땅한 동종요법 약물의 투여는 생명의 보존, 고통 경감, 손상진행 방지 및 향후 후유증 최소화에도 크게 기여하고 손상 시 생기는 공포, 불안과 육체적 정신적 쇼크에도 크게 도움이 됩니다. 조그만 상처에도 항생제, 소염제, 진통제를 남용하거나, 사소한 염좌(관절을 삠)에 강력한 소염제를 장기간 투여하고, 너무 오래 지지대(석고깁스)나 붕대를 사용하는 것을 삼가해야 합니다. 특히 어린이는 계속 성장 중에 있으므로 이러한 행위는 심대한 장애를 남길 수 있습니다. 명백한 골절이 아닌 한, <심하지만 않게> 오히려 자주 사용하는 것이 치유를 촉진한다는 것은 이제 상식입니다.

병원의 의사나 환자의 보호자가 동종요법 약물 복용 후, 예정과는 달리 너무 빠른 회복에 놀라는 경우가 많습니다. 만약 손상 후 정상코스보다 회복이 느리고, 후유증이 생기는 등의 문제는 이 책의 급성손상의 치료기준에 의하지 말고 만성질환의 동종요법적 치료에 근거해야 합니다. 이런 경우는 급성의 손상이라는 측면은 이미 지나갔고, 환자의 체질적(심리적, 정신적) 경향이 후유증의 진행에 큰 영향력을 행사하기 때문입니다. 웬만한 손상에도 감염이 두려워 의사들은 항생제를 처방합니다(항생제 처방율 1위, 내성율 1위, 대~~한민국). 발치 후에 많은 치과 의원에서는 일반적으로 필요 없다고 증명된 항생제, 소염제 등을 처방합니다.

인류는 결코 세균을 이길 수 없습니다. 수백 만년의 세월 중에서 인류가 세균을 이긴 세월은 이제 반세기 정도입니다. 이러한 승전보를 계속 전할 수 있느냐 없느냐는 미생물(세균)의 연구에 달려있지 않습니다. 세균들의 세대는 불과 몇 분 걸리지만 인간의 경우는 30년이 넘게 걸립니다. 진화론을 믿든 말든 항생제에 대한 내성은 그들 세대교체의 속도로 볼 때 시간의 문제이겠지만, 세균에만 해롭고 인간에게는 무해한 항생약들은 이제 바닥이 난 상태입니다. 이러한 것은 연구에 의해 해결될 성질이 아닙니다. 항생제가 노리는 인간과 세균의 대사적 차이점(항생제에만 해롭고 인간에게는 무해)은 무한히 존재하는 것은 아니니까요.

즉 항생제의 종류는 원리적으로 유한하고, 세균의 내성 발생은 원리적으로 무한하기 때문입니다. 이것은 엄연한 사실입니다. 그러므로 어떻든 꼭 써야할 상황에서만 항생제를 써야하고, 만약 심사숙고하여 항생제를 꼭 쓸 상황이면 확실히 충분히 써서 100% 사멸시키기만 하면, 살아남은 놈이 없으므로 내성획득은 불가능합니다.

그러나 의사나 환자 모두 이러한 개념을 가지고 있지 못합니다. 적조가 바다에 퍼지면 어촌에는 막대한 피해가 발생합니다. 그러므로 정부차원에서 적조 퇴치를 위한 연구에 천문학적인 예산을 배정하였습니다.

그러나 이것은 불가능한 일에 돈을 붓는 결과로, 엄밀히 말하면 적조연구자들의 생계에만 도움이 되는 일입니다. 적조란 인간이 버린 오염물의 다른 표현입니다. 그러므로 이러한 폐기물에 대한 대책이 진짜 적조에 대한 대책이지, 적조를 생물학적으로 없애는 약물의 개발은 그 자체도 불가능하지만 발견하였다 하여도 적조는 없앨 수는 있지만, 오염물을 이렇듯 버리는 한, 반드시 더 무서운 "흑조"를 불러올 것이 뻔합니다. 동네 치한을 몰아내고 조폭을 불러드리는 결과입니다. 동양성인이나, 석가모니, 그리고 현대 물리학이 한 목소리로 말하는 우주의 본면인 보존법칙이라는 대 원칙을 모르는 연구는 연구자를 위한 연구일 뿐입니다. 아무튼 항생제나 소염제 진통제의 남용을 동종요법은 근본적으로 막아 줄 것입니다.

❖ 타박상

"드디어 스키장에 도착, 간만의 긴 여행에 엉덩이는 아프고, 온 몸이 타박이라도 입은 것처럼 뻐근하다. 돈을 모아 안락한 여행을 위한 레저용 차를 장만해야지!"

치료 → 멍과 타박상의 명약인〔아르니카〕15C 투여(또는 아픈 부위에는 '아르니카' 연고를 바른다).

이유 : 식물 '아르니카'를 섭취하면 멍이 든 것처럼 피부가

변색되고, 근육통이 생긴다.

"초보인 고로 스키 강습을 받아야 하고, 난생 처음 리프트를 탔다. 땅과 멀어지면서 고소 공포증이 생겨나 무릎이 풀리고, 위에 통증이 생기며, 속이 울렁거리며, 심하게 떨림증이 생겼다".

치료, 예방 → 〔젤세미움〕 5C. 무대 공포증, 시험 공포증, 이방의 여행에 대한 공포증에 탁효

이유 : '젤세미움'의 원료인 '황색 자스민'에는 중추신경계에 작용하는 강력한 물질 함유.

"상기의 약이 효과가 좋아 드디어 강습이 시작되었다. 연습생 초보가 그렇듯이 자주 넘어져 여기저기 타박상과 멍이 생기고 통증이 생겼다. 또한 평소에 운동부족으로 여기저기 근육에 담이 붙는다".

치료 : 하루 3번 이상 〔아르니카〕 15C 투여 '아르니카'의 적용 후에도 남아있는 통증과 타박상, 멍, 부종 → 〔레듐 (Ledum)〕 15C 투여.

❖ **열상, 찰과상**

"조금은 여유가 생겨 이제 폼을 잡으려 하는데, 지나가던 왕 초보의 스키 날에 찰과상과 장딴지에 약간 베어지는 상처를 입었다".

치료 → 〔칼렌듈라(Calendula)〕15C

상처에 염증이 생기지 않게 해주고, 상처를 빨리 낫게 해준다.

개방된 상처나 베인 상처, 또는 물집이 터진 모든 화상에 좋다. 피부가 파손되어 균이 침입하기 좋은 상처에 좋은 효과를 발휘한다.

먹는 약(경구 약) 이외에도 모액(희석되기 전의 원액)을 깨끗한(무균이면 더 좋지만)물에 15 방울 떨어뜨려 상처를 씻어내고 소독하면 결과가 좋다

만약 상처가 손끝 등 신경이 많은 부위에 생겨, 욱신욱신 아리거나 따가운 경우 〔하이퍼리쿰(Hypericum)〕 단독 또는 칼렌듈라와 교대로 투여한다.

하이퍼칼(칼렌듈라와 하이퍼리쿰을 배합하여 만든 연고 제제) 연고가 상품화되어 있으며, 이러한 아린 개방된 상처에 매우 유용하다.

❋ 피가 많이 나는 경우에는 무엇보다도 지혈이 우선이다. 그후 상처부위에 이물제거가 가장 중요한 처치이다. 동종요법 약물 원액을 물(끓인 물을 식혀 만든, 증류수)에 탄 '희석액'이 이러한 상처 씻기와 소독에 아주 유용하다. 그리고 어린이가 상처를 보고 심리적으로 충격을 받을 수 있으므로 이것을 예방하는 동종요법 약을 투여하고〔아르니카 15C, 또는 아코나이트 15C 투여〕, 심리적 안정을 도모할 방안을 강구한다. 녹슨 금속에 찔린 경우 파상풍 예방주사를 염두에 두어야 한다. 온혈 동물에 물린 경우 광견병에

대하여 염두에 두어야 할지도 모른다. 동종요법 약물이 이러한 것도 예방해주기는 하지만 확실함을 기하기 위한 것이다. 출혈이 심하고 상처가 주요장기나 대 혈관에 가깝고 깊으면 응급실로 신속히 이동시킨다. 이러한 이동시에도 이러한 몇 가지 동종요법 약물을 투여하면 심리적, 신체적 쇼크를 막아주고, 통증이나 후유증을 경감해 주고, 생존율 증대에도 크게 기여하는 것으로 보고되어있다.

❖ 골절, 염좌가 의심

"점점 폼이 좋아지고 스피드도 내게 되면서 언제나 그렇듯이 이 번에는 좀 심한 사고가 생겼다. 관절이나 뼈에 이상이 있는 경우에는 응급실로 이송 X선 촬영을 해야한다."

심한 염좌(삔) : 속이 울렁거리면서 심한 통증이 염좌 부위에서 나타나고 잠시 통증이 완화되다가 다시 심한 통증이 반복된다. 뼈가 부러진 경우에는 부러진 부분에 통증이 집중되며 겉으로 표시가 나는 경우도 있고, 일단 움직일 수 없다. X선 촬영이 필요 없는 상황이거나, 촬영의 결과가 정상이면

치료 → 〔아르니카〕 15C를 매 10분마다 투여하며 호전되면 점점 줄여 하루에 3번 정도 투여한다. 심한 손상시 '아르니카'의 투여는 조직의 손상을 막아 줄 뿐 만 아니라 쇼크를 막아준다는 데에도 커다란 의의가 있다.

피부에 개방상처(개방창)가 있으면 상기에서 언급한 〔칼 렌듈라〕를 투여하거나 희석액으로 소독하고, 또는 같은 감염을 막기 위해 동종요법계의 항생제 격인 〔파이로제니움, Pyrogenium〕을 하루 3번 투여한다.

❖ 골절

부러진 골편에 의해 더 이상 손상이 생기지 않도록 임시 부목을 하는 등 이동시 주의한다. 피부에 상처를 동반한 골절인 경우는 이물질의 접촉에 유의하고 병원에서 치료를 받아야 한다. 소위 금이 간 정도일 경우 하중을 크게 받는 부위가 아니면 장기간 깁스는 오히려 해로울 수 있으므로 숙고하여야 한다.

뼈가 부러진 경우에도 일단 〔아르니카〕의 투여는 상기에서 언급한 여러 가지(타박, 쇼크 방지, 연조직 손상 등)로 매우 중요하다.

즉 손상이 발생하면 어떤 경우에도 일단 〔아르니카〕의 투여가 요망된다. 그리고 차후 진단을 보아가며 그때서 다른 약제로 바꾸면 아주 이상적이다.

골절이 확인되면 〔칼카레아 포스포리카, Calcarea phosphorica〕 15C 하루 3번. 뼈가 붙는 것을 확인해 가며 1개월까지도 사용가능. 뼈의 성장이 지연되거나, 발육이 늦은 아이들의 골절시 반드시 고려되어야 한다. 예를 들어 치아의 발육이 좋지 않거나, 충치가 잘 생기는 어린이의 골절 시 회복에 매우 중요. 이런·경우 골절은 유합(골절

부위가 붙음)이 잘 안되므로 이 약이 반드시 필요.

〔심파이텀(Symphytum)〕: '아르니카'의 초기 투여로 손상이 진정된 후, 이 약을 사용하는 것이 골절치료의 정석이기도 하다. 골절의 회복(유합)을 촉진하는 것으로 잘 알려져 있다. 그러므로 복합골절 등에도 자주 애용된다. 이러한 회복 촉진의 증거는 여러 통계적 비교 임상실험에서 이미 입증되어 있다.

❖ 염좌

염좌는 관절 주위 조직의 손상으로 압통, 부종, 통증을 동반한다. 과긴장(담결림)은 근육에 손상을 의미하고 부종과 운동범위가 제한되고, 순간적으로 발생하는 날카로운 통증(뜨끔, 욱신거린다)이 특징이다. 이런 경우 RICE로 축약되는 조치가 필요하다. Rest(쉰다), Ice(얼음찜질), Copression(압박붕대 감기, 지지대 역할), Elevation(부기 방지목적으로 피가 몰리지 않게 손상부위를 심장보다 올려줌)

염좌가 의심되는 경우에도 연조직의 손상과 일종의 쇼크 때문에 일단 〔아르니카〕 15C의 투여는 중요하다. 염좌가 확인되면 〔루스 톡시코덴드론, Rhus toxicodendron〕 7C 하루 3번 투여, 이 약은 움직이면 증상이 완화되고, 습한 기후에 증상이 악화되는 경우 특히 좋은 치료약이다.

〔브리오니아(Bryonia)〕 15C : 관절이나 근육통을 포함, 날카로운 통증(Sharp pain)에 잘 적용된다. 관절주위 열감이 있고 부어있다. 숨쉬기처럼 작은 움직임에도 심해지는 통증(날카로운, 뜯기는 양상의 통증)이 있는 모든 질환에도 좋다.

상기의 골절이나 염좌의 경우 모두 다 타박이나 멍, 쇼크가 동반되므로 〔아르니카〕와 교대투여로 사용될 수 있다.

"이 모든 것을 모두 피한 당신은 행운아이다. 설원은 한층 눈이 부시고 스키의 재미를 만끽하는 당신, 완전히 본전을 빼려는 양인지 지칠 줄 모르고 설원을 누빈다. 그런데 연습도중 넘어지면서 선글래스를 잃어버렸다. 휴식을 위해 콘도에 돌아온 뒤로 눈꺼풀이 붓고 찌르고 화끈거리면서 아프기 시작하였다."

❖ 화상
설원의 반사된 자외선에 눈 부위에 일종의 화상(Sun burn)을 입은 것이다. 이러한 증상에는 〔아피스, Apis〕 15C, 15분마다 투여 점점 횟수를 줄인다.
이유 : 벌에 쏘인 듯한 증상들, '아피스'는 벌로 만들어짐

"다음날 부기는 어느 정도 내렸지만 빛이 눈에 시리고,

결막은 붉어지기 시작한다. 곪지는 않았지만 막 염증이 시작된 것이다."〔벨라돈나〕5C

이유 : '벨라돈나'는 막 염증이 시작되거나 되려는 상황이고, 그러므로 그 부위에 피가 몰려 충혈이 된다.

자외선 1도 화상의 경우 '아피스'도 사용 가능하지만, 피부에 물집이 잡히면 2도 화상으로 〔칸다리스〕15C, 두 시간마다, 그리고 점점 줄여감

이유 : '칸다리스'의 성분인 칸다리딘은 점막이나 피부에 물집을 만듦.

〔칼렌듈라(Calendula)〕15C, 고름의 형성 유무에 상관없이, 물집이 벗겨지고 피부가 개방된 모든 화상에 사용. 감염의 방지와 새살의 회복에 좋다. 이 약의 모액을 희석한 물로 개방된 부위를 소독하면 감염을 방지할 수 있다.

화상의 부위, 어떤 종류의 화상(전기, 화학물, 뜨거운 물, 고체 등), 얼마나 넓게, 깊게를 따져본다. 작은 일반 화상의 경우 깨끗한 냉수에 화상부위를 담가 흡수된 열을 빨리 배출한다.

1도 화상 : 피부만 붉게 변하고, 수포는 없다.

2도 화상 : 수포가 생기고 심한 통증

3도 화상 : 표피의 아래의 깊이까지 화상, 신경이 소실되어 통증이 없기도 하다.

"아쉬운 휴가가 끝나고(이승의 삶은 저승에서 온 소풍) 차를 몰아 집으로 돌아오는 빙판길, 정지선에 신호를 대기하고 있는데 갑자기 쿵하는 소리와 함께 목이 뒤로 젖혀지며 뜨끔한 통증이 왔고, 심하게 놀라 가슴이 두근거린다. 뒤차에 추돌 된 것이다."

❈ 두부와 뒷목 타박상

〔아르니카(Arnica)〕: 머리 타박상의 초기에 우선 생각해야 되는 약이다. 동반되는 통증과 쇼크, 출혈에도 크게 도움이 된다. 각종 두부 타박상에 이 약은 후유증을 감소시켜 주고 현대적 약물의 사용을 줄여준다. 아무튼 두부 타박상은 후유증을 남기는 경우가 많은 데 심한 두부 타박의 경우에도 현대적 치료에 이 약을 병용하면 후유증 방지와 회복에 큰 도움이 된다(실험으로 완전히 증명됨). 타박 후 귀나 코에서 피가 나오던지, 심한 두통과 구토 어지럼증이 생기면 뇌출혈과 뇌부종이 의심되므로 즉시 병원을 찾아야 하고, 타박 후 괜찮다가도 얼마 시간의 경과 후 상기의 증상이 생겨도 병원에 가야한다.

심하게 놀란 경우는 〔아코나이트〕도 여러 면에서 가능하다. '아코나이트'는 갑작스런 원인(예, 소나기를 만나서 젖은 후 감기, 쇼크 등)에 의해 갑작스럽게 생긴 제 증상에 좋다.

.

〔하이퍼리쿰(Hypericum)〕: 정지된 차가 뒤에서 받쳐 목에 손상을 입게 되었을 때, 두부의 타박은 구조적으로 약한 경추부위에 힘을 미쳐 이상을 초래한다. 특히 통증이 팔의 신경을 타고 내려갈 때 효과가 크다. 엉치뼈 타박(엉덩방아)에 의한 통증. 욱신거리는 통증의 치통에도 아주 효과적이다. 아무튼 이 약은 신경의 손상에 아주 유용하다. 손가락, 발가락처럼 신경분포가 많은 부분의 손상에도 유용하다.

〔나트럼 설퍼리쿰(Natrum sulphuricum)〕: 두부타박 후 계속되는 두통과 통증들, 계속되는 정서상태의 변화. 결코 회복되지 않는 두부 타박 후유증. '아르니카'의 투여 후에도 통증이 완전히 회복되지 않는 경우가 자주 있는데 이 경우에 사용된다.

고 단위인 200C, 아침, 저녁, 그리고 다음날 아침까지 3번 투여

❋ 손상된 부위에 일단은 얼음찜질이 좋고, 가급적 위로 올려서 피가 몰려 붓지 않도록 한다. 상처는 공기가 잘 통하는 것이 원칙이지만, 외부에 자주 닿는 부위라면 공기는 잘 통하는 한에서 거즈로 감아 놓는다.

"집에 와서까지 아직도 놀람이 덜 진정돼서 그랬는지, 현관문을 닫다가 손가락이 현관문에 끼는 욱신거리는 압궤

손상을 입었다."

치료 → 〔하이퍼리쿰(Hypericum)〕 15C : 이곳(손, 발가락)
처럼 신경분포가 많은 곳에 손상, 또는 문틈에 눌려 으
스러진 손상.

이러한 특별한 사고가 없었더라도, 휴가동안 시작되었거
나 휴가 후 발생하는 여러 가지 '정서 증후군' 문제를 극복
하고 직장에 적응하기 위해 동종요법의 대표적 "정신 평안
제"인 〔이그나시아〕 5C가 필요하기도 하다.

방에 들어 와서야 걸려 있는 달력을 보고 잊었던 치과
치료 예약이 생각이 났다.

'아르니카'는 치과 치료 전, 후. 또는 수술 전, 후. 긴장된
일을 앞두고, 불안과 초조, 공포를 동반하는, 심리적 긴장
의 완화는 물론, 통증을 경감시키고, 치과적 조작에 동반되
는 타박과 상처를 줄여준다. 발치 후 구강내 염증이 우려
되는 경우에 '칼렌듈라' 희석액으로 양치를 하면 좋다. 보
통은 발치 후 항생제나 소염제를 쓰지 말아야 한다.

그러나 약간 의심이 되는 상황에 상기의 희석액으로 1
5~30분마다 양치를 하면 감염을 막아주는데 크게 효과가
있다.

치료 → 〔아르니카(Arnica)〕 15C, 치과 진료(또는 수술)
예약시간 전, 매 1시간마다 3~4번 투여, 즉 예약시간
3~4시간 전부터 매시간 투여
심한 불안과 공포가 동반되는 모든 질환과 상황예방(치

과 공포증, 수술전 공포).

손상 후 생기는 통증, 공포, 불안의 명약, 비출혈(코피) 등 피를 보고 생기는 공포.

그러므로 육체적 손상에 동반되어 생기는 쇼크는 물론 모든 심리적 쇼크에 '아르니카'는 명약이다.

❀ 다른 것은 몰라도 '아르니카' 이러한 스포츠 휴가를 위해서는 필수적인 것 같다.

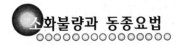 소화불량과 동종요법

❖ 소화불량, 복통, 속 쓰림

일단 응급한 경우는 빨리 후송조치를 해야하며, 그렇지 않은 경우는 식·습관부터 바꾸어야 합니다. 아무 것도 아 닌 것 같지만 식사의 규칙성과 식사의 내용 및 속도, 환경 등에 대한 개선이 가장 중요한 치료적 포인트입니다. 복통 이 너무 오래가고 피를 토한다든지, 하혈 또는 열이 심하 게 오르면 응급일 수 있습니다. 배변 습관의 변화도 경우 에 따라 큰 병일 수 있으므로 검사를 요합니다. 신경성인 경우는 [이그나시아]가 효과가 있습니다.

[넉스 보미카] 신드롬(=證) : 잘 씹지 않고 급하게 너무 많은 식사를 하였고, 너무 양념이 진한 음식을 섭취하였다. 그리고 식사 도중에 너무 많은 물을 마신다. 이런 경우 명 치가 무겁게 느껴지고, 신물이 넘어오고 울렁거리며 마냥

잠이 온다. 혀 뒷면에 설태가 생기고, 급하게 배변욕구가 생기고, 정서적으로 성마르게(쉽게 흥분하고, 급한 성격) 된다.

5C, 1회 투여 후 호전이 없으면 30분 후 다시 투여. 상기의 식 습관의 경향이 있는 사람의 경우 식사 전에 예방적으로 사용되기도 한다. 이 약은 술과 담배 중독증(마약 중독치료에도 사용)에도 효과가 있으며, 음주 다음날 숙취에 아주 효과적인 것으로 알려져 있고, 증명되었다. 긴장, 수축, 조바심, 의존성이 이 약의 이미지인 것 같다.

〔펄사틸라〕신드롬 : 기름진 음식이나 밀가루 음식을 먹고 나서 생기는 소화불량. 이런 약물에 해당하는 환자들은 혈의 순환이 좋지 않고 정맥에 피가 정체되는 증상을 자주 겪는다. 이러한 환자의 위 점막에도 혈액순환이 원활치 못하여 소화장애가 오는 것으로 알려져 있다. 5C 투여, 30분 후에 다시 한번 투여. 펄사틸라의 정서적 특징(변덕, 다정다감, 친화력)에도 관심을 가지면 약물 선택이 정확해 진다.

〔안티모니움 크루둠〕신드롬 : 이 환자도 과식하는 특징이 있다. 그의 혀는 희고, 설사를 하는 경향이 있다. 그는 습진과 그 외 피부질환을 자주 동반한다. 무언가를 열심히 하는 열정적인 성격이며 대식가이다. 5C, 필요하면 반복, '넉스 보미카' 환자와 비슷한 경향이 있다.

〔로비니아, Robinia〕 신드롬 : 위에 산이 많은 사람에게 잘 반응한다. 이런 사람들은 이마 부위에 두통을 자주 호소한다.

〔켈리도니움〕 신드롬 : 쓸개의 기능이 좋지 않은 경우이다. 우측복부와 명치에 통증이 있고, 우측 어깨 뒤로도 통증이 전이된다.

그러나 쓸개의 위치에서 기원하는 통증이다. 혀에 설태가 있고, 축축하며 눈 주위에 두통이 있다. 울렁 미식거리고 변은 탈색된 색깔이다.

증상이 있을 때 5C 투여, 필요하면 반복 투여

❈ 신경성 소화불량의 경우에는 〔이그나시아〕가 추천된다.

위염이나 궤양으로 속이 쓰리고 소화가 안되고 신물이 넘어오는 경우 : 〔카르보 벡〕, 〔차이나〕, 성격이 급하면 〔넉스 보미카〕, 캐리어 우먼인 경우는 〔세피아〕, 여리고 변덕이 많은 성격이면 〔펄사틸라〕, 일반적으로 속-쓰림에는 〔포스포러스〕, 경련성 위통에는〔콜로신디스〕, 아무튼 만성 소화기 질환은 체질적 고려를 필요로 할 것입니다.

❖ 설사나 급성 복통의 문제
장은 마치 뇌신경처럼 많은 신경계가 서로 얽히고 설키어 정교한 하나의 자율 신경망을 이루고 있습니다.

그러나 영아나 유아, 그리고 어린이의 경우 이러한 신경계가 아직 미숙하여 특별한 이유 없이 가끔 복통을 유발합니다. 이러한 복통은 장의 수축과 이완이 평형을 이루지 못하고 수축이 우세하여 생기므로 경련성 통증을 유발합니다. 물론 이것 이외에 장기 구조에 원인이 있는지는 진단받아야 합니다.

그러나 특별한 원인 없이 대부분 발생되므로 이런 경우 동종요법이 아주 좋은 대책이 됩니다. 복통 시 어린이가 배를 구부리는지 아니면 반대로 뒤로 젖히는지, 또는 안아주면 완화되는지 또는 악화되는지의 여부는 약의 선별에 중요합니다.

영아나 어린이의 경우 설사는 심각한 탈수를 유발하므로 수분 공급에 유의하여야 합니다. 열이 심하고 오한이 나며 구토를 동반하는 설사는 식중독이나 감염을 의심하여야 하고, 병원을 찾아 진단을 받아 즉시 신고되어야 합니다. 만성적인 설사나 변비는 대장 검사로 다른 질환유무를 판별해야 한다. 변비의 치료는 설사보다도 더 많은 것을 고려하여야 합니다. 식이 문제, 식 습관, 성격, 배변습관, 약물사용, 호르몬 분비이상 등등 제반의 것을 고려하여야 합니다.

〔참모밀라〕 통증을 어지간히 못 참아하며, 아주 성마르다. 아무 것도 어린이나 그 통증을 위안하거나 완화시키지 못한다. 꼭 안아주는 것만이 통증 완화에 도움을 준다.

치아의 발아 시작(이빨 나기 시작)과 동반되는 경우가 많다.

에그 스크램블을 닮은 녹색 변의 설사

〔알세니쿰 알붐〕; 급성 위염이나 장염으로 통증이 심할 때.

〔콜로신디스〕: 복부의 심한 경련과 통증에 가장 좋은 약. 아픈 부위를 누르거나, 앞으로 수그리면 통증완화, 즉 무릎을 배에 닿을 정도로 구부림, 따뜻하게 해주면 완화, 마시거나 먹으면 복통 악화

〔디오스코리아〕: 뒤로 젖히면 통증이 완화되고, 앞으로 구부리면 악화, 통증이 있으면 몸을 세우던지, 뒤로 젖힌 다.

〔마그네시아 포스포리카〕: 따스한 것을 대거나 문지르고 마시면 완화, 심한 경련성 복통에 아주 잘 듣는다.

〔베라툼 알붐〕 신드롬 : 설사, 구토, 이마에 식은땀이 매우 중요한 특징이다. 배변 중이나 후에 어지럼을 느끼기도 한다. 굴이나 홍합을 먹고 생긴 식중독에 좋다.
5C, 배변 후 투여.

〔포도필럼〕 신드롬 : 심한 설사로 조금의 음식 섭취나 물의 섭취는 곧바로 설사를 악화시킨다. 꽐꽐거리는 소리와 우측 허리 아래 부분에 통증이 동반되기도 한다. 15C, 배변 후.

〔알세니쿰 알붐〕신드롬 : 설사와 구토가 나며, 냉수에 대한 갈증이 심하다. 마신 냉수가 위에서 데워지면 다시 토한다. 컨디션의 변화가 심하다. 5C, 배변 후 투여.

〔차이나, China〕신드롬 : 무통의 대량의 설사가 다량의 가스 동반. 때때로 코피가 동반된다.

5C, 배변 후 투여.

〔젤세미움〕신드롬 : 오한과 근육통이 동반되고, 허약감에 동반된 떨림증이 생긴다. 열이 남에도 갈증은 없다. 바이러스에 의한 장 질환에 좋은 약이다. 무대 공포증에 의한 설사, 시험 보기 전에 설사에도 효과가 좋다.

15C, 매시간마다 증상이 호전되면 조정.

〔파라타이포이디넘-B, Paratyphoidinum-B〕신드롬 : 패류에 의한 식중독. 15C를 8시간마다 3회 투여.

회를 먹고 생기는 비비리오 균에 의한 패혈증에 현대의학은 속수무책이다. 이러한 치료에 하나의 대책이 되지 않을까 기대가 된다.

치질에도 여러 약이 있을 수 있고, 체질적인 치료가 요망되기도 한다. 그러나 일반적으로 〔하마멜리스, Hamamelis〕가 좋다.

'충수돌기염(맹장염)'에는 〔브리오니아〕가 대표적이다.

❖ 변비

장기(臟器)의 문제가 아니라면, 식이, 정신적인 스트레스, 배변 훈련 등에 원인이 있습니다. 그러므로 체질적인 동종요법 전문가의 치료가 필요한 경우가 있습니다. 변비는 단순한 쉬운 질환이 아니라 식이나, 습관 등 여러 면에서 접근해야 근본적으로 치유되는 질환입니다.

〔알루미나〕: 변은 비교적 부드럽지만 밀어내는 힘이 부족하여 생긴 변비
어떤 분유(이유식)을 시작하고 나서 생긴 변비

〔브리오니아〕: 대장이나 항문의 점막이 건조해서 생긴 변비로 대변이 단단하고, 딱딱하고 건조하다. 그 결과 어린이는 별로 변의를 느끼지 못한다

〔넉스 보미카〕: 급하게 화장실에 가고 싶고, 보고 나서도 남아 있는 느낌이 있다. 자주 변이 급하지만 적은 양이 배출된다. 현대의학적 변비치료제를 많이 사용한 경우 이 약이 도움이 크다. 변을 볼 때마다 어린이가 고통스러워 운다.

〔오피움〕: 변을 볼 생각(느낌)이 없고, 염소 똥처럼 생긴 둥글고 검은 단단한 변

감기를 포함한 상기도 질환의 동종요법

◎◎◎◎◎◎◎◎◎◎◎◎◎◎◎◎

❖ **귀, 코 그리고 목의 제반 문제**(=일반 감기의 치료)

감기와 그와 유사한 급성 질환들은 일단 우리의 몸과 맘을 깨끗이 하는 생명의 자정작용이란 것을 알아야 합니다(엔트로피 배출). 감기는 어른의 경우 일년에 3회, 어린이의 경우 4~6회가 통계적으로 정상입니다. 태풍이 일견 여러 가지 해만 가져오는 것 같지만, 만약 태풍이 없다면 우리는 더 이상 쾌적한 환경에서 생명의 희열을 즐길 수 없습니다. 이것은 정통 기상학자들의 공통된 의견입니다.

그러나 태풍을 방비하여 단점은 줄이고 장점만 늘리 듯이, 감기도 이런 차원에서 다스려져야 합니다. 너무 자주 강한 태풍은 해가 될 것입니다. 감기도 자주 걸려, 합병증이라도 유발하거나, 그 자체로 몸이 탈진되면 안 될 것입니다. 감기의 근본을 모르고 증상을 무조건 억제하는 해열제, 진통제, 소염제, 진해제 등의 사용은 훗날 큰 화를 불러들일 것입니다. 지나친 감기의 횟수를 줄이고 이미 온 감기는 신속하게 그 과정을 탈선 없이(후유증 없이) 경과하도록 도와주어야 합니다. 우주는 예나 지금이나 그렇게 운행하고 있고, 이것은 과학이전에 당연하고 확연한 생명의 이치이기도합니다. 우리가 흔히 부르는 "과학"이라는 것도 인간이 탄생시킨 것이라는 것을 알아야 합니다. 인간이란 의식체가 없으면 과학도 없습니다. 인간이 과학을 어떻게 보든 말든 우주는 항상 그래왔던 대로 운행할 뿐입니다. 우주 운행의 아주 일부분 인과관계가 직선처럼 근사적으로 보이(미분가능)는 특수한 부분을 과학이 예측가능이란 이름으로 손을 댄 것입니다.

그러나 우주는 본질적으로 직선(선형)의 인과관계가 아니라, 얽히고 설킨 비선형 관계들의 돌고 돕입니다(그렇기 때문에 이렇고, 이러하기 때문에 저렇습니다. 이것이 있음으로 저것이 있고, 저것이 있음으로 이것이 있는 것입니다). 동종요법적 치료에서 감기는 증상이 자주 변하므로 하나의 약을 써서 치료가 완성되지 않으면 그때의 증상에 맞게 바꾸어야 할 필요도 있습니다. 갑작스럽게 시작한 감기 초기에는 [아코나이트], [벨라돈나]가 사용되지만, 그렇지 않은 단순 감기의 초기에는 [페럼 포스포리쿰], 그리고 초·중반기에는 [알리움 세파], [알세니쿰 알붐], [젤세미움], [넉스 보미카]가 많이 사용되고 후기에는 [펄사틸라]가 많이 사용됩니다. 그리고 분비물이 많은 감기에는 [알리움 세파]가 다용됩니다. 감기가 진행되어 증상이 가슴이나 인후로 내려가면 [포스포러스]가 제격입니다.

그러나 이 책이 소개하는 예는 이러한 원칙과 약간 다르기도 하고 같기도 합니다. 앞에서도 언급했지만 동종요법의 치료는 다양할 수 있습니다.

감기를 달고 사는 어린이의 경우 그때그때 급성질환의 증상에 의한 치료도 가능하지만, 이러한 근원을 뿌리뽑기 위해서는 체질적인 치유가 필요합니다.

그러나 대부분의 감기는 일시적인 문제이므로 그 증상에 따라 동종요법으로도 쉽게 치료가 됩니다.

❖ 감기의 시작(주로 어린이의 경우)

건조하고 추운 날씨에 노출된 후 재빨리 진행되는 감기, 재채기가 많아지고, 땀은 없이 고열이 난다. 심리적으로 웬지 초조하고 불안하다. 〔아코나이트〕 5C

건조하고 춥고 바람 부는 날씨에 노출된 후 코가 막히고, 옷을 벗거나 조금만 움직여도 아주 춥고 오한이 난다. 괜히 짜증이 난다. 〔넉스 보미카〕 5C

춥고 습한 날씨, 안개 속에서, 또는 옷이 비에 젖고 나서 생기는 감기, 목 주위의 임파선이 잘 붓는다. 〔둘카마라〕 5C.

❖ 분비물로 결정하기

재채기가 아주 많이 나오고, 눈물이 흐르며 이러한 눈물은 피부에 자극적이지 않고, 코의 분비물은 피부에 자극적(헐게도 한다)이다. 〔알리움 세파〕 5C.

코의 분비물이 피부를 화끈거리게 하며 자극적이다. 코구멍 주위도 화끈거리며 헐 수도 있다. 부분적으로나 전신적으로 따뜻하게 하면 증상이 완화된다. 〔알세니쿰 알붐〕 5C

푸르고 누루스름한 분비물, 분비물에서 냄새가 난다. 혀에 설태가 끼고, 침을 흘린다. 숨쉴 때 냄새가 나며, 오한을 느끼며 밤에는 땀을 많이 흘린다. 〔머큐리우스 솔루빌리스〕 5C.

콧물은 자극적이지 않고 오히려 눈물이 피부에 자극적인 경우, 풍진의 초기에 이런 증상이 많다.
〔유프라지아〕 5C

분비물을 많이 흘리고, 약간은 누런색을 띤다. 더운 방이나 답답한 곳에서 증상이 악화되고 어린이는 시원한 공기가 통하도록 창문을 열기를 원한다. 옷을 껴입을수록 그만큼 분비물이 많이 흐른다. 〔펄사틸라〕 5C

누런색 분비물이 되어져서 쉽게 흐르지 못한다. 덥게 하면 증상이 완화된다.
〔하이드라스티스, Hydrastis〕 5C.

❖ 목이 아프다
목이 아프기 시작하고, 삼킬 때 아파진다. 막 편도염이 시작될 때는 〔벨라돈나〕 5C, 염증이 시작되었거나 한창 일 때 〔머큐리우스 솔루빌리스〕 5C, 또는 〔파이로제니움, Pyrogenium〕 7C.

❖ 기침이 나온다
마른기침이 나오고 더운 방에서 증상이 악화된다. 〔페럼 포스포리쿰〕 5C, 〔브리오니아〕 5C를 두 시간마다 교대로 투여한다.

속이 울렁거리면서 가래가 있는 기침. [페럼 포스포리쿰] 5C, [이펙칵, 또는 이펙칵쿠아나라고도 불림] 5C를 두 시간마다 교대로 투여.

❖ 코피가 난다
[차이나] 5C, [밀레폴리움, Millefolium] 5C를 한 시간마다 교대 투여.

❖ 귀가 아프다
[벨라돈나] 5C, [페럼 포스포리쿰] 5C를 두 시간마다 교대투여, 또는 [파이로제니움, Pyrogenium] 7C를 하루 3번 투여, 또는 [캡시쿰, Capsicum] 7C를 오후에만 한번씩 투여.

❖ 동종요법에서 감기에 대한 가장 단순한 치료
감기의 합병증을 막으려면 감염을 막아주는 [Pyrogenium] 7C를 하루 3회씩 투여한다. 병소의 고름으로 만든 이 약은 면역계를 강화시키는 것으로 알려져 있다.

감기나 유사질환의 경우, 일반적으로 30분~1시간마다 투여하고 호전이 시작되면 1시간으로 늘리고 점점 횟수를 줄인다. 최소한 4시간 동안 증상의 완화가 있다면 약을 중단한다.

별로 이렇다 할 특징이 없는 감기면 〔벨라돈나〕 5C, 〔페럼 포스포리쿰〕 5C를 한 시간마다 교대로 투여한다. 휴식하면서 이렇게 처방하면 웬만한 감기는 잘 낫는다.

모든 감염의 초기는 충혈, 부기, 경직, 염증, 출혈경향이 있는데 이런 경우 일반적으로 〔페럼 포스포리쿰〕 5C가 효과적이다. 특히 귀에 이런 증상이 있다면 더욱 효과적이다.

❖ 만성 코막힘

일종의 비후성 비염으로 코 점막이 항구적으로 두꺼워져 있으며, 코 분비물의 생산도 과다한 경우, 영아는 젖을 빠는데 곤란해하고, 어린이의 경우 입으로 숨을 쉬게 되어 입안에 각종 문제를 유발하며, 입으로 숨쉬기 때문에 입을 멍하게 벌리게 되므로 얼굴의 표정이 이상하게 달라질 수도 있다.

〔삼부쿠스 니그라, Sambucus nigra〕: 코는 건조하고 막혀있으며, 수유시 호흡곤란을 일으킨다. 자다가 숨이 막혀 갑자기 깨는 경우가 있다.

〔넉사 보미카〕: 밤에는 코가 건조하고 막히며, 낮에는 콧물이 흐른다. 상기의 약이 효과가 없으면 이 약을 사용해 본다.

[펄사틸라] : 되직하고 누런 크림 같은 콧물, 어린이는 온순하고, 안기는 것을 좋아한다. 지금까지 보았다시피 이 약은 항상 이러한 심리적 특징이 이 약 선택의 키(Key)가 된다.

❖ 독감

감기의 치료에 준한다. 독감의 초기에는 〔아코나이트〕, 〔벨라돈나〕, 〔페럼 포스포리쿰〕, 〔오실로코키넘, 200C〕

〔젤세미움〕, 〔유프라토리움 퍼포리튬〕 이 둘은 독감의 치료에 자주 애용된다.

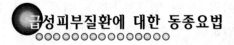 급성피부질환에 대한 동종요법

❖ 두드러기

여러 원인이 있을 수 있습니다. 이러한 원인을 피하는 것이 우선 중요합니다. 아무튼 두드러기는 일시적 질환입니다. 이러한 지나가는 손님을 "스테로이드"제, "항히스타민제"로 다스리다보면 효과는 금방 나타나지만 이윽고 숨어들어 백년 손님으로 변합니다.

〔아피스 멜리피카〕 : 가렵고 더운 것을 대거나 밤에 악화, 찬 것을 대면 완화. 운동, 체온 상승, 땀 등 덥게 하는 것에 의해 악화. 벌레나 벌에 쏘여서 생긴 경우. 터질 것

같은 말랑한 물집

〔알세니쿰 알붐〕: 뜨겁고 화끈거리는 발진, 이상하게도
더운 것을 대면 완화

〔루스 톡시코덴드론〕: 뜨거운 온수의 샤워에 의해 완화
되는 가려움

〔어르티카 우렌〕: 쐐기풀에 쏘여서 생긴 듯한 양상의 발
진. 붉고 알록달록한 화끈거리는 도드라진(솟아오른) 발진.
열기가 있거나 밤이 되면 악화. 조개류 섭취 후 생긴 발진

용법 : 12C, 30C 3~4시간마다

❖ 종기
〔알세니쿰 알붐〕; 화끈거리는 통증, 더운 것을 대면 완
화

〔벨라돈나〕: 고름이 형성되기 전. 종기 시작의 초기에.
종기는 뜨겁고 붉으며 박동성 통증(맥이 뛰는 대로 통증이
욱신거림)이 동반

〔헤파 설퍼리스〕: 서서히 곪는 종기. 매우 통증이 심하
다. 닿거나 찬 것의 접촉에 대해 예민하다(만지면 통증이
심하다)

〔실리카〕: 고름이 배출된 뒤에도 상처의 치유(새살 형성)가 더딘 경우

〔설퍼〕: 재발되는 종기

용법 : 12C, 30C 3~4시간마다

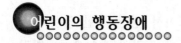 어린이의 행동장애

주위 환경이 중요하기 때문에 이러한 측면에 대한 개선이 필요하다.

근본적인 체질의 문제가 많으므로 전문가의 치료가 필요하다.

신체적인 이상과 동반된 심리적 문제는 반드시 현대 의학적 검사를 받아야 한다.

일단 다음과 같은 동종요법 약의 적용도 좋은 효과가 있다.

❖ 소심하고 조용한 성격을 가진 어린이의 행동장애

〔암브라 그리세아(Ambra grisea)〕

예민하고, 작은 일에도 부끄러워 쉽게 얼굴이 붉어지고, 낯선 사람을 싫어하고, 소심하며 자신에 시선이 집중됨을 두려워한다. 혼자 있기를 선호하고, 아니면 자기와 성향이 비슷한 소수의 몇 명과 어울린다. '이그나시아' 타입처럼

냄새에 민감하다.

하루에 3번 1회 15C 3정씩 복용

〔젤세미움〕

앞에서 언급된 것처럼 무대 공포증에 좋은 약이다. 일반적으로 심약하고 허약한 편이다.

등교 전에 정서적으로 설사나 복통이 호발한다. 긴장된 일을 앞두고 증상이 호발. 무대에서 발표를 하는 것에 매우 두려움을 가지고 있고, 중대한 시험을 앞두고 증상들이 생겨난다.

증상이 있으면 7C, 3정씩, 호전을 보아가며 조절

〔이그나시아〕

'젤세미움' 타입보다 생기가 있고, 정서나, 자극, 감정 표현에 더욱 민감, 억압된 감정이 '젤세미움'에서와는 달리 표현이 되는데 약간은 과장되고 왜곡되어 있다. 신경성이라고 불리는 질환이 자주 발생하고 히스테리적인 성격도 있다.

즉 '젤세미움' 보다 반응은 더욱 스펙타클 하지만, 표피적이고 약간은 연극적, 증상과 통증의 부위나 특성의 변덕이 특징이다. 어떤 사람이 자기에게 관심을 가지거나, 주위가 호의적이면 증상은 사라짐. '젤세미움'과 '이그나시아'는 정서적인 문제의 명약들이다.

7C, 증상이 있을 때 3정

그 외에도 〔펄사틸라〕, 〔실리카〕 등의 약물이 정서적으로 조용하고 소심한 어린이의 치료에 좋은 효과를 발휘함이 잘 알려져 있다.

❖ **주위가 산만하고, 과다한 행동을 하는 어린이**

소금에 절여 숨죽이게 만드는 것이, 즉 온순하게 만드는 것이 목적이 아니고, 자신의 기질을 주위와 조화되도록 돕는 것이 더 중요하다.

〔참모밀라〕

성마르고, 급하고, 뗑깡을 부리는 성격, 인내력이 아주 부족하고 쉽게 화를 낸다. 감정에 지배를 당하고 주위에 화풀이를 허거나 때로 자신에게 화풀이를 한다. 날씨나 기후에 대해서도 아주 민감하고 저기압의 날씨에서 더욱 기분이 나빠지고 화가 난다. 이것은 주위사람들과의 진정한 교감을 통하기 어려움에 대한 불안의 표면적인 발산이다. 15C, 그러한 행동이 시작되면 투여

〔넉스 보미카〕

좀더 폭력적이다. 화가 나면 욕설이 동반되고, 주위 사람이나 물건을 때리거나 걷어찬다. 이런 어린어는 소화장애를 많이 호소한다. 7C 그러한 행동이 시작되면 투여.

〔타렌튤라 히스파나, Tarentula hispana〕

초조해하고, 가만히 있지 못하고 계속 움직여야 하는 어

린이, 15C 하루 3회 투여.

이 이외도 주위가 산만하고, 과다한 행동을 하는 어린이의 경우 〔라이코포디움〕, 〔나트럼 무리아티쿰〕이 추천된다.

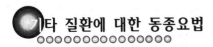

기타 질환에 대한 동종요법

❖ **치아 발아 통증**(체질적 치료와 일반 치료)

❀ 체질적인 치료 Ⅰ : 어린이가 희고 살집이 있으며, 땅딸한 체격. 식욕이 좋고 단 것을 즐기며, 소화가 잘 안 되는 것에 대해서도 식욕이 있다. '편도'나, 그 근처에 있는 편도유사 조직인 '아데노이드'가 평소 부어있고 피부에 진물이 많은 습진이 잘 발생하고 코감기에 자주 결린다. 두피에 땀이 많이 난다.
치료 : 〔칼카레아 카르보니카〕, 이런 타입의 어린이가 '치아 발아통'에 잘 시달린다.

❀ 체질적인 치료 Ⅱ : 마르고 야위었으며, 앞이마가 튀어나왔다. 발육이 늦은 편이고 목과 발에서 땀이 많이 난다. 식욕은 약하고 우유를 잘 소화하지 못한다. 치아가 나는 시기가 늦고, 감기를 달고 사는 경우도 있다.
치료 : 〔실리카〕, 이런 타입의 어린이도 '치아 발아통'에 잘 시달린다. 이런 어린이의 감기 치료도 그때그때 증상보다도 이러한 체질적 치료를 감행하면 몰라보게 건강해

진다.

일반적인 치아 발아통의 경우 [벨라돈나], [페럼 포스포
리쿰], [아코나이트] 5C 가 자주 이용되고 있고 대개 쉽게
치료가 됩니다.

어린이의 성격이 대단히 성마르고 소위 뗑깡이 심하면
[참모밀라]가 꼭 필요합니다.

치아 발아통시 설사가 동반되는 경우 [포도필럼] 15C.

대변의 양상이 계란요리인 스크램블을 닮았으면 위에서
도 언급한 [참모밀라]의 선택에 좋은 지표입니다. 9C 또는
15C.

❖ 불면증

정밀 검사를 받아야 하는 경우를 제외하고는 생활습관과
식이 종류와 습관, 성격, 인생관 등에 영향을 많이 받으므
로 이러한 생활개선 노력이 선행되어야 할 것입니다.

모든 불면증에 [패시플로라, Passiflora], 또는 [발레리
아나, Valeriana] 1X 10방울을 마실 물에 희석해서 잠자
기 전에 마시고, 만약 한 밤중에 깨게 되면 그때 다시 마
십니다.

활동적인 성격이고, 커피, 술, 담배 등을 즐긴다. 잠이 깊이 들지 못하고 자주 깨고, 정작 일어날 시간이 되서야 깊은 잠이 온다. 〔넉스 보미카〕 5C.

예민한 성격인 사람이 여러 고뇌, 걱정, 번민으로 인한 불면. 〔이그나시아〕 5C.

성격이 성마르고, 별것도 아닌 것에 흥분하여 불면에 시달림. 기차나 차안에서 즉 움직이는 상태에서는 오히려 잠이 잘 온다. 어린이의 경우 안아서 흔들거리며 재우면 잘 잔다. 〔참모밀라〕 9C.

자정-새벽 2시 사이에 잘 깨며, 걱정과 두려움이 생긴다. 냉수를 자주 마신다. 진득하지를 못하고 초조해 한다. 잠자러 갈 때 〔알세니쿰 알붐〕 9C.

숨이 막히는 듯하여 새벽3시에 일어나 앉는다. 걱정스러운 마음이 생기고 식은땀이 난다. 잠자러 갈 때, 〔칼리 카르보니쿰〕 9C.

배가 아파서 새벽 4시경에 일어나 바람을 쏘이면 완화된다. 〔라이코포디움〕 5C.

무서워서 불을 켠 상태로 자는 아이. 〔스트라모니움, Stramonium〕 15C.

완전히 깜깜해야 잠이 오는 경우. 〔히요스키아무스, Hyoscyamus〕 15C.

❖ 야뇨증

대개 6세 이전까지는 문제가 안됩니다.

그러나 10세 전후에도 아무런 신체적 이상 없이 밤에만 오줌을 못 가리는 야뇨증이 많습니다. 혼내고 망신을 주는 것은 이불에 얼룩이 생긴 것처럼 어린이의 정서에 얼룩을 줍니다. 자극적인 음식(강한 신맛)을 피하고, 소변을 본 후 잠들고, 잠들기 전 물이나 과일 먹기를 삼가야 합니다. 어린이가 잠들기 전 긴장이 되는 TV프로그램 시청은 피해야 합니다. 그리고 너무 어린 나이에 배변 훈련이 시작되면 이러한 증상을 초래할 수 있다는 것이 증명되었습니다(어린 나이에 예를 들어 어려운 수학문제를 풀다보면 향후 절대로 수학을 못하는 경우가 많습니다). 여러 가지 심리적인 갈등으로 인하여 상기의 증상이 생길 수 있으므로 이런 점에 대해 잘 관찰해야 합니다. 아래 기술하는 약들로 보통은 치료가 잘되지만 잘 안 되는 경우 동종요법 전문의에게 치료를 받아야 합니다. 야뇨증에 효과가 있다고 알려진 항-우울제 등의 투여는 손해와 이득을 따져 보면 결코 용납될 수 없는 일입니다. 심리적이 아니고 기질적인 원인이 있을 수도 있으므로 그러한 조짐이 있으면 비뇨기과를 찾아서 진찰을 받는 것이 원칙입니다.

〔카우스티쿰, Causticum〕: 잠이 들자마자 오줌을 싼다.

낮에도 너무 흥분하거나 기침이나, 재채기시 오줌을 지리는 경향이 있다.

〔에쿠이세툼, Equisetum〕: 어린이에게 비뇨기적으로 아무런 문제가 없고, 상기에서 추천한 여러 방법을 활용해도 야뇨증이 치료되지 않는 경우, 다른 동종요법 약물이 듣지 않는 경우

〔크레오소테, Kreosote〕: 잠이 깊어서 깨기가 어려운 경우, 소변보는 꿈을 꾸면서 오줌을 싸는 경우

〔펄사틸라〕: 겁이 많고, 순하고, 정이 많고, 의존적이며 다정다감한 어린이의 야뇨증.
함께 하기를 원하며, 창문을 열어 시원한 공기가 통하는 것을 좋아하고, 더운 것을 싫어하는 어린이

〔세피아, Sepia〕: 여자 어린이에게 많고, 잠들자마자 실례를 한다. 운동이나 무용 등 빠른 움직임을 좋아하고, 혼자 있기를 좋아한다.

15C, 또는 30C를 12시간마다 3회 투여하고 2주를 기다린다. 효과가 없으면 다른 약으로 바꿔보고 이래도 효과가 없다고 판명되면 동종요법 전문의의 도움을 찾아야 한다.

❖ 피로

피로 증후군이나 여타 다른 질환의 전조인 경우가 많아 현대 의학적 진단이 요구된다. 빈혈, 결핵, 당뇨, 갑상선 이상, 우울증의 초기, 수면장애 등을 가려낸다. 아니면 암의 초기 증상인 경우도 있으므로 이유 없는 피로가 계속된다면 이러한 검사도 시행되어야 할 것이다.

이런 것이 없다면 식이나 습관이라는 환경적 요인을 살펴보고 개선한다. 체내의 칼슘이나 마그네슘의 항상성 유지도 고려할 대상이다. 이러면서 동종요법을 겸한다면 피로는 쉽게 극복될 것이다.

심한 육체적 노고 후에 생기는 근육의 피로와 근육통, 뼈근함 〔아코나이트〕 15C, 하루 3회.

심한 육체적 노고 후 생기는 관절부종이나 통증, 움직이면 덜하고 쉬면 증상이 더해진다 〔루스 톡시코덴드론〕 9C 하루 3회.

구토, 설사, 출혈과다 등에 의한 체액의 부족으로 인한 피로, 〔차이나, China〕 5C 하루 3회.

성장이나 골절 회복시 동반되는 피로 〔칼카레아 포스포리카〕 15C, 하루 3회

예민하고, 소심하여 정서적으로 반복되는 걱정거리와 슬픔으로 인한 피로, 〔암브라 그리세아, Ambra grisea〕 15C

하루 3회.

억압된 감정, 목에 덩어리가 걸린 듯한 느낌, 〔이그나시아〕 7C 하루 3회.

과도한 지적 노력 후, 공부나 연구를 열심히 하다 생기는 피로 〔칼리 포스포리쿰〕 5C 하루 3회, 또는 〔아나칼디움, Anacardium〕 9C 하루 3회, 또는 〔실리카〕 9C 하루 3회.

육체적 정신적 스트레스가 많은, 그래서 술이나 약물 중독에 잘 빠지는 스타일인 성취욕이 많은 과욕파의 피로, 〔넉스 보미카〕 5C 하루 3회.

이러한 특별한 특징이 없는 모든 피로, 〔코카, Coca〕 36DH('하네만'식 희석, X와 같은 의미, 그러나 알약으로 만들어진 것이 아니라 물에 희석된 상태 그대로임) 10방울을 기상시와 한 낮에 물에 타서 마신다.

❖ 류마티스 통증
관절의 류마티스 : 아침에 기상시 통증이 심하고, 움직이면 오히려 완화되는 경우 〔루스 톡시코덴드론〕 7C, 쉬면 완화되는 경우 〔브리오니아〕 7C, 궂은 날씨에 악화되는 경우 〔둘카마라〕 7C , 모두 하루 3회 투여.

컴퓨터, 다림질 등을 하여 뒷목이나 등허리의 근육에 통증이 오는 경우 〔시미시푸가, Cimicifuga〕 7C, 목뼈에서 으드득 소리가 잘 나는 경우 〔라크난테스, Lachnantes〕 3C, 모두 하루 3회 투여.

❖ 골관절염

경추(목) 관절염 〔페럼 포스포리쿰〕 5C.

흉추(등) 관절염 〔페럼 포스포리쿰〕 5C. 또는 〔시미시푸 가〕 5C.

요추(허리) 관절염 〔페럼 포스포리쿰〕 5C. 또는 〔칼리 카르보니쿰〕 5C.

❖ 두통

일반적으로 〔나트럼 무리아티쿰〕이 자주 사용되고, 조금 만 움직여도 아픈 두통은〔브리오니아〕, 뒷목 근육이상에 의한 두통, 긴장성 두통이라고 불리며 오랜 동안 집중되어 일을 하고 난 후나, 경추부 타박 후 생긴 두통〔시믹, Cimic〕, 정신적 심리적 두통〔이그나시아〕.

편두통에는 〔이펙칵, 특히 좌측인 경우〕, 〔나트럼 무리아 티쿰〕, 다정다감한 성격 〔펄사틸라〕, 일 욕심이 많고 과로 를 일삼는 경우 〔넉스 보미카〕

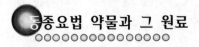
동종요법 약물과 그 원료

여기서는 각 약물들의 원료와 간단한 특징을 알아봅니

다. 원료가 "식물인 경우(식), 동물인 경우(동), 광물인 경우(광)"으로 표기합니다(영어의 abc 순서). 관목은 산야에 있는 작은 나무나 풀을 말하지만 그 종류는 명기하지 않았습니다.

아코나이트aconite(식) : 관목

알리움 세파allium cepa(식) : 서양 양파

암브라 그리세아ambra grisea(동) : 정액 고래(Sperm Whale)의 장에서 굳어진 어떤 물질

아나칼디움anacardium(동) : 산 과일 열매

안티모니움 크루둠antimonium crudum(광) : 안티몬

아피스 멜리피카apis mellifica(동) : 꿀벌

아르니카 몬타나arnica montana(식) : 관목

알세니쿰 알붐arsenicum album(광) : 비소

벨라돈나belladonna(식) : 관목

브리오니아bryonia (식) : 관목

칼카레아 포스포리카calcarea phosphorica(광) : 칼슘

칼렌듈라calendula(식) : 금잔화

칸다리스cantharis(동) : 독 풍뎅이

참모밀라chammomilla(식) : 관목

차이나china(식) : 키나나무 나무껍질

시믹시푸가cimicifuga(식) : 관목

코쿨러스cocculus(식) : 열매

둘카마라dulcamara(식) : 관목

유프라지아euphrasia(식) : 관목

페럼 포스포리쿰ferrum phosphoricum(광) : 철

젤세미움gelsemium(식) : 관목

하이드라스티스hydrastis(식) : 뿌리

히요스키아무스hyoscyamus(식) : 관목

이그나시아ignatia(식) : 씨

이펙칵(식)ipecac : 관목

칼리 브로마툼(광)kali bromatum : 칼륨

칼리 카르보니쿰(광)kali carbonicum : 칼륨

칼리 포스포리쿰kali phosphoricum(광) : 칼륨

라이코포디움lycopodium(식) : 송화가루

머큐리우스 솔루빌리스mercurius solubilis(광) : 수은

넉스 보미카nux vomica(식) : 씨

포도필럼podophyllum(식) : 뿌리

펄사틸라pulsatilla(식) : 아네모네

루스 톡시코덴드론rhus toxicodendron(식) : 관목 잎

로비니아robinia(식) : 관목

실리카silicea(광) : 실리카

설퍼surfur(광) : 황

타바쿰tabacum(식) : 담배 잎

타렌툴라 히스파나tarentula hispana(동) : 독거미

베라트룸 알붐vratrum album(식) : 뿌리

동종요법과 과학
(이것이 생명이다)

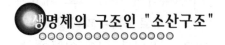

생명체의 구조인 "소산구조"

현대의학은 생명을 기계의 기능으로 보고, 그 위에 이론을 세워 오늘의 의학에 이르렀습니다. 생명의 작동은 기계와 유사한 점이 너무도 많습니다. 그리하여 현대의학은 큰 진전을 이루어왔던 것입니다. 현대의학을 대표하는 생명공학과 장기이식에서 연상되는 것은 그러므로 기계공학적인 이미지입니다. 생명을 분자까지 환원(쪼개서)하여 각 분자를 철저히 연구하고, 그 결과를 합쳐 생명의 오묘함을 밝히려는 데카르트(부분의 합이 전체이다)의 "요소환원주의"적 과학 방법론이 오늘의 분자 생물학에 이어졌습니다.

그러나 그렇다고 현대의학이나 의사들이 생명을 곧바로 기계의 기능정도로 생각한 것은 아닙니다. 그 이상이라는 것은 알지만 그러한 면에 대해서는 객관적으로 연구하는 방법이 없을 뿐만 아니라, 그런 것에 대한 연구는 자칫 사이비라는 오물을 뒤집어써야 하기 때문입니다.

곧 비교하겠습니다 만은 기계와 전혀 다른, 생명만의 바로 그 특징에 대해 동종요법은 작용하기 때문에 이렇게 설명을 시작하는 것이며, 기계문명의 현대라는 시대를 살며 기계론적인 과학만 일방적으로 주입되고, 경험해온 우리로서 동종요법의 치료원리가 선뜻 받아드리기 어려운 이유이기도 합니다.

오늘날 동종요법이 과학 선진국에 널리 퍼져있는 이유는 현대의학의 한계에 대한 반동이란 측면도 없지 않지만, 실제로는 양자-상대론, 카오스이론(복잡계 수학)으로 대표되는 과학의 혁명과 '토마스 쿤'을 필두로 하는 과학철학자들이 "과학이 진정 무엇인지 비로소 올바른 정의(인식의 혁명)"를 하면서라고 해야할 것입니다. 물론 시대를 불문하고 여러 위대한 철학자나 사상가들은 기계와는 전혀 다른 이러한 생명유기체(소우주)와 우주의 근본적인 특성에 대해 말해왔습니다. 플라톤, 피타고라스, 히포크라테스, 괴테, 파라켈수스, 그리고 말할 나위 없이 동양의 제 성현 등등이 바로 그들입니다.

우주 만물과 현상을 보는 방법은 크게 두 가지입니다. 구조(현상에 드러난 것, 공간의 구조, 서양사고)와 패턴(그것의 역동적 배후, 시간의 구조, 동양사고)이 그것입니다. 이번 장에서는 먼저 생명유기체의 구조에 대해 알아보겠습니다.

구조는 말 그대로 분별되어 보이는 그 모습이고, 오늘날 서양과학 발전의 원천이 되었습니다. 생물이든 무생물이든 눈으로 구별되는 모양(구성)을 가지고 있고 이것이 바로 구조입니다.

그런데 앞으로 살펴겠지만 생물(=유기체)의 구조는 기계의 정적인 구조와는 전혀 다릅니다. 생물의 구조란 기계의 고정된 구조와 달리 생물을 구성하고 있는 부분인 세포나, 단백질들이 항상 교체되면서 이루어지는 '흐르는 구조'라는 점입니다. 생물의 경우 그러므로 음식(=건축에 비유하면, 인부에 해당하는 '에너지'와 건축자재에 해당하는 '물질')을 항상 공급해야 구조(모양)가 유지됩니다. 기계나 기구는 에너지나 물질이 전혀 공급되지 않아도 수천 년이 지나 녹이 슬어 부서지지 않는 한 그 구조를 유지합니다. 즉 기능은 못할 망정 구조는 그대로 유지됩니다.

그러나 생명은 이러한 물질과 에너지의 계속적인 공급이 없으면 기능은 말할 것도 없지만 즉시 구조가 와해됩니다(물질의 흐름이 구조를 만듦). 그리하여 생명유기체의 구조를 유식한 말로 "소산구조(消散構造)"라고 합니다. 겉으로는 일정한 정적인 구조가 있는 것으로 보이나 그 내부의 구성요소는 계속 교체되는 "흐르는 구조"입니다.

즉 에너지가 소모(消)되고 흩어져서(散) 생기는 구조라는 의미입니다. 쉽게 말하면 흐르는 구조이고, 흐르는 과정(흐르는, 소모되는 과정)으로 이루어진 과정구조입니다.

가장 손쉬운 예로 뒤에 나오는 그림17처럼 욕조의 하수 구멍으로 물을 흘릴 때 생기는 소용돌이 구조가 그것입니다. 소용돌이의 모양은 기계나 기구의 그것처럼 구별되고, 일정하게 유지되지만 소용돌이를 이루는 물분자는 계속 교체되고 있습니다. 음식물만 적절히 흘려(먹고→배설, 물 공급→배수)주면 우리 몸의 세포나 조직, 분자 등도 항상 교체되면서 육체라는 <소산>구조를 구성합니다. 어떤 장기나 조직은, 몇 일 만에 그것을 구성하는 모든 세포가 교체됩니다. 그리고 세포를 이루던 단백질, 지질 등 여러 물질들도 수시로 교체되므로 세포도 물론 소산구조입니다. 기계의 고정적인 구조와는 전혀 다른 생명의 이러한 특징은 당연히 장·단점을 가지고 있습니다. 우선 단점은 물이 없으면 소용돌이라는 구조가 사라지므로, 생명체의 경우 소용돌이의 물에 해당하는 음식(에너지＋물질)을 중단 없이 흘려주어야(먹어야) 한다는 사실입니다. 그러므로 생명체는 항상 바쁠(소모적일) 수밖에 없으므로 이것은 큰 단점입니다. 그럼에도 불구하고, 이러한 단점을 상계하고도 남을 큰 장점이 있기에 생명체는 이 방법(소산구조)을 채택한 것입니다(사실은 우주의 구조는 소산구조입니다. 동종요법II 참조). 그 이유는 흐르는 구조(소산구조)가 유동성(유연성)이 풍부해서 복원력과 적응력이 뛰어나다는 것입니다. 굳건할 것 같은 석고상은 한번의 망치질에 회복불능의 상태로 깨어집니다.

그러나 소용돌이는 물이 공급되는 한, 칼로 자르고, 망치로 치고, 톱으로 썰어도 곧 그 모양을 회복하고, 경우(환경)에 따라 모양을 쉽게 바꾸고 상황에 따라 구조를 쉽게 변화시킬 수 있는 등, 유동성과 유연성, 융통성, 복원성이 뛰어납니다. 바로 그 점 때문에<진화론을 믿고, 안 믿고 떠나서> 그 현상만을 말한다면 이러한 흐르는 구조가 변화되는 환경 속에서 생존 경쟁에 대단히 유리했음이 틀림없고 그 결과 오늘날 생물들이 모두 그러한 구조를 가지고 있는 것입니다.

현대의학은, 정적인 기계와는 전혀 다른, 이러한 소산구조라는 생명구조의 특징에 대해 어떤 치료법도 개발하지 못했습니다. 오로지 기계를 수리하던 그 원칙 그대로, 각 과별 전문의 제도가 말하듯이, 전체적인 관점보다는 고장난 부분(부속)을 고쳐서 전체의 기능을 회복한다는 300년 넘은 신조(요소환원주의라고 합니다)에 바탕하고 있습니다.

기계는 반드시 구조(부분)가 먼저 있고 그것들 사이에 기능(전체)이 발생합니다. 그러므로 데카르트의 "부분의 합은 전체이다"는 기계에는 정확히 적용되는 말입니다. 각 부품에 대해 연구하고 그 결과들을 합치면 전체 기계의 기능을 정확히 알 수 있습니다.

그런데 생명(유기)체의 경우에는 과정, 목적이라는 전체가 그 목적을 실현하기 위해 부분을 만들고 통어하며, "그러한 부분(소산구조) 사이에 기계처럼 역학관계의 기능이 생기기도 합니다". 생명이나 유기체에서, 전체는 부분의 합보다 항상 큽니다. 부분이 전체를 만드는 기계와는 반대로, 전체가 부분을 만들고, 역으로 전체는 부분에 의해 완성됩니다.

아쉽게도 현대의학은 상기에서 언급한 "구조(부분) 사이에 기계처럼 기능이 생기기도 합니다"라는, 생명활동에서 기계적으로 보이는 일부 사실만 이용한 의학입니다. 소산구조이거나 말거나, 이미 생겨서 유지되고 있는 세포, 조직, 장기를 고정 부품으로 보고 이들 사이의 기능관계 만을 따져서 이룩된 의학입니다. 아무튼 소산구조에 대한 근래의 연구가 노벨상으로 보답되면서, 선진국에서는 이것에 대한 연구가 생명연구의 제 분야에서 이제 겨우 본격화되기 시작하였습니다.

이러한 <u>소산구조가 생겨나는 이치는 우주의 보편법칙인 "자기조직화 원리"</u>이고, 이것을 증명하여 노벨상을 받은 분은 화학자인 "일리야 프리고진"입니다. 저 유명한 "혼돈으로부터의 질서"라는 베스트 셀러 저자로도 이름이 높은 분이죠.

이 원리는 향후 생물학의 혁명에 크게 기여할 것이고, 진정한 우주 이해에 큰 일보를 내 딛는 계기가 될 것입니다. 그간의 생물학은 "분자생물학"이라 하여 생명을 점점 잘게 나누어 연구하고 그 결과를 모아서 생명(전체)을 알아보려는 기계론적인 연구였는데 비해, 이제는 나누어지는 부분의 연구가 아니라, 전체성인 '조직의 원리'에 대한 연구가 생물학에 필요함을 극적으로 증명한 원리입니다. 사실 생명은 이렇게 두 측면(구조의 분자와, 조직원리)으로 이루어졌으므로, 진정한 생물학의 연구는 반드시 이 두 측면을 고려해야 할 것입니다.

그러나 아직까지는 분자생물학적인 연구만 거의 100% 시행되고 있고, 조직원리에 대한 연구는 거의 이루어지지 못하고 있습니다. 이러한 조직 원리에 대한 연구는 양(量)적인 연구가 아니라 질(質)적인 연구이므로, 하고 싶어도 아직 질을 연구할 객관(과학)적인 방법이 거의 없고 자칫 사이비로 오인되며, 연구자로서 살아남기 위해 철저히 피해왔던 것입니다. 솔직히 말해 이러한 일방적인 연구행태로 말미암아 의학 논문은 넘쳐나지만 임상 현장에서 치료율은 거의 답보상태를 면치 못한 것입니다.

⬤ 자기조직화 원리(소산구조 형성의 원리)

라면을 끓이려고 냄비에 물을 넣고 가열을 하면 처음에는 전도라는 현상이 일어납니다. 불꽃은 냄비의 분자에 에너지를 주어 이 들 분자에 심한 운동이 생기고 이러한 운동은 안에 들어있는 인접 물분자에 전도됩니다. 이러한 밑바닥 물분자의 맹렬한 운동은 바로 위층의 물분자에 전달되고, 이것이 층층이 전도되면서 맨 위층의 물분자, 그리고 바로 위 공기입자 운동으로 전달되어 잉여 에너지는 그릇 밖으로 빠져나갑니다(그림16).

그러나 그릇이 달구어지면서 점점 그릇 안으로 들어오는 에너지의 양이 많아지고 이러한 잉여 에너지가 전도만 가지고는 밖으로 빠져나가지 못해 대류를 시작합니다.

즉 맨 밑층에서 열 받은 물분자가, 직접 맨 위층으로 가서 에너지를 공기입자에 일부 방출하고 돌아와서 다시 에너지를 얻고의 동작을 반복하는 것입니다. 이 것은 간접적인 전도의 방식보다 잉여 에너지 발산에 훨씬 효율적인 방법입니다.

그런데 이렇게 시작되는 대류의 모양이 조건만 맞으면

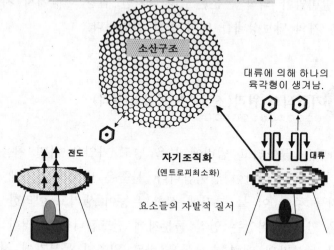

자기조직화 원리(소산구조)- 프리고진

소산구조

대류에 의해 하나의
육각형이 생겨남.

전도

자기조직화
(엔트로피최소화)

대류

요소들의 자발적 질서

그림에서처럼 아주 질서 정연한 육각의 무늬를 보임을 "베르나르"가 발견하였고, '베르나르 대류'라는 이름을 갖게 되었습니다. 이것은 끓는 냄비뿐만 아니라 사막의 공기 대류에 의해서도 큰 육각 무늬의 모래판이 생성되기도 합니다. 무생물인 태풍, 소용돌이, 목성의 '대적반'도 소산구조의 일종이지만, 모든 생명체는 소산구조로 이루어져 있습니다. 소산구조가 형성되려면 지속적인 에너지(물질)의 유입을 필요로 합니다. 이것을 비평형 상태라고 말합니다. 평형은 불을 끄면 결국 냄비 물의 아래층과 위층의 온도가 같아지는 현상을 말하지만, 비평형은 가열로 인해 끊임없이 위아래에 온도차가 생기는 것이죠.

그런데 어떻게 생각이 없는 냄비 안의 물분자들이 공급

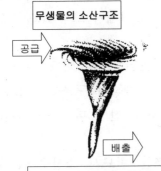

무생물의 소산구조

공급

배출

욕조에서 배수구를 통한 소용돌이
발생. 물의 공급과 배출이 일정하면
안정한 구조를 이룹니다. 그러나
물분자는 계속 교체되고 있습니다.
그러므로 흐르는 구조입니다.

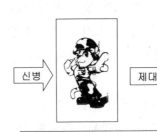

유기체의 소산구조

신병

제대

군대라는 유기체도 역시 소산구조로
되어 있습니다. 군대는 정적인 구조가
아니고 신병의 계속적인 보충과
고참의 계속적인 제대로 군인이 계속
교체되면서 생기는 구조입니다
그러므로 흐르는 구조입니다.

되는 에너지를 이용해(즉 비평형상태에서) 이렇게 질서정
연한 무늬를 만드는 것인가요. 누구의 호루라기에 맞추어
자기 자리를 알고 육각의 카드 섹션을 하는 것인가요. 개
별 물분자가 육각의 중심이 되어 올라가야 할지, 육각의
변이 되어 내려가야 할지를 어떻게 아는 것일까요.

　아무튼 이러한 무생물 분자들도 에너지의 지속적인 공급
으로 비평형 상태가 되면 자발적으로 조직을 만들어 에너
지 흐름에 효율적으로 대처함이 우주의 보편적 현상임(자
기조직화원리)을 "프리고진"이 증명한 것입니다. 물론 '프
리고진' 연구의 진면목을 알려면 "벨로우소프-쟈포틴스키"
반응이라고 명명된 화학반응의 기제를 설명 드리고, 자체
촉매(비선형)라는 개념을 소개해야 하지만 본서의 목적을

벗어나므로 생략합니다.

하지만 단순히 동종요법의 이해를 위한 차원이라면 생명 유기체나 회사, 학교, 군대 등등의 유기체가 모두 소산구조임을 아셨으면 됩니다(그림17).

즉 구성 요소가 계속 교체되는 흐르는 구조이고, 그러므로 정적인 구조가 아니라, 흐르는 과정이 구조를 만드는 과정구조라는 것을, 그래서 기계와는 전혀 다른 구조임을 이해 하셨으면 됩니다.

그런데 생명체(=유기체)의 구조는 반드시 소산구조인데 모든 소산구조가 다 생명체는 아니죠, "베르나류 대류"나 "토네이도"는 소산구조이지만 생명체는 아닙니다. 그러므로 생물(=유기체)과 무생물을 나누는 더 확실한 무엇이 있어야 합니다. 이것이 있으면 생명체이고 이것이 없으면 생명체가 아니라고 말할 어떤 것은 반드시 있을 것입니다. 그것은 바로 "자기제작 패턴"이라는 것입니다. 지금까지는 생명의 구조에 대해 말씀드렸습니다. 이제는 생명의 패턴에 대해 알아볼 것입니다.

생명체의 패턴인 "자기제작(Autopoiesis) 패턴"

그냥 일견하여 생명체와 무-생명체의 구별은 식은 죽 먹기 같아 보입니다.

그러나 이론적으로 엄밀하게 생명과 무-생명을 결정 짓는 기준은 이제껏 없었습니다. 많은 위대한 학자들이 이것

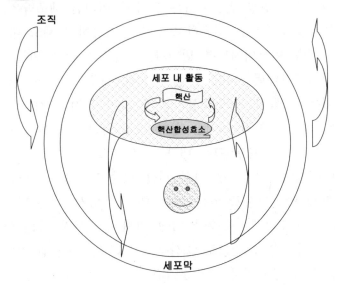

에 대해 열망하고 연구하였지만 의외로 오리무중이었습니다. 아주 근래에 세계적인 신경과학자인 '마투라나'와 '바렐라'(색 지각에 대한 연구)가 드디어 이러한 숙원을 풀었습니다. 생명체와 무생물의 기준은 "자기제작(Autopoiesis)패턴 또는 서로제작패턴"의 유무에 따른다는 것입니다. 이 말은 일견 평범해 보이지만 향후 생물학과 의학의 중심용어가 될 것입니다. 제작(만든다, 生 또는 相生)이란 용어 때문에 기계적으로 보이기도 하지만, 바로 제작이란 용어가 생명(=유기체)의 핵심을 관통합니다. 그림18에서 세포막도 소산구조이고, 세포내부도 소산구조입니다. 세포 내부의 활동(대사)으로 지질, 콜레스테롤, 단백질이 만들어져 세포막으로 이동, 끊임없이 사라지는 이들 물질을 보충하여 세포막이 항상 만들어지는 것이며, 이러한 세포막은 필요 물질들의 출입을 허용하고 경계로 작용하여 세포 내 대사가 계속 이루어지도록 합니다. 그러므로 서로 만들어주는 자기제작패턴입니다. 또한 조직과 세포도 이러한 관계에 있는데, 특정 세포(소산구조)가 모여 특정 조직(소산구조)을 만들고 특정 조직은 항상 특정 세포를 만들어 죽어가는 세포를 보충합니다. 내가 너를 만들고 너는 나를 만드는 관계입니다. 나는 항상 너를 만들고 이렇게 나에 의해 항상 만들어지고 있는 너는 매순간 다시 나를 만들고 있습니다. 그렇게 매 순간 너에 의해 만들어진 나는 다시 너를 만듭니다. 그러므로 소산구조이고, 과정구조인 것이다 (행동이 곧 존재이다, 生生之爲道).

다시 말하면 나와 너라는 각각의 소산구조가 있어, 나와 너로 이루어지는 하나의 경계를 갖는 전체 시스템(또 하나의 소산구조)이 탄생합니다. 자기제작패턴이란 내가 너를 만들고, 너는 다시 나를 만드는 <u>닫힌 원(員) 순환</u>을 의미합니다. 이것으로 주위와 구별되는 경계가 만들어지고 목적을 공유하는 하나의 시스템이 형성됩니다(베르나르의 육각 대류는 스스로 경계를 가지지 못하고, 환경에 해당하는 냄비의 크기가 곧 경계입니다).

그리고 내가 너를 만들 수 있다는 것, 그리고 그렇게 나에 의해 만들어진 네가 도로 나를 만들 수 있다는 것을 잘 새겨보면 하나의 독자적 경계가 생기고, 인지와 판단, 그리고 기억이 가능하고(경험이 사라지지 않고 현재에 포괄됨),

이것이야말로 독자적 생명의 탄생을 의미합니다(동종요법 II). 그러므로 한 개체가, 또는 그것의 상, 하위 소산구조가 잘 돌아가도록 인지하고 판단하고 행동하는 것이 유기체이며, 생명체입니다. 기계란 이러한 생산(제작, 만든다)관계의 연결이 아니고, 단순한 기능의 연결관계로 기억이 불가능하고(이미 만들어져 있지, 항상 만들어지고 있는 것이 아니므로), 주위 상황을 스스로 판단을 할 수 없고 입력된 대로만 합니다. 기계의 경우는 제작자(의도자)가 기계 밖에 따로 있지만, 생명체의 경우 제작자는 스스로 '자기제작패턴'으로 내장되어 있는 것입니다. 그러기에 아무리 작은 들풀도 항상 스스로 인지 판단하여 물을 향해 뿌리를 내리며, 때를 알아 꽃을 피웁니다.

근자의 시스템이론은 유기체와 생명을 동일시하는 큰 발걸음을 시작하였습니다. 그런 연장선에서, 이해를 위해, 사회 유기시스템인 회사를 예로 들어 생명의 이해를 다져 봅시다. 회사(소산구조)와 부서(소산구조)간의 관계는 자기제작패턴의 관계입니다. 회사는 부서를 만들고 부서는 회사를 만듭니다. 회사가 있기에 부서가 있고, 부서가 있기에 회사가 있습니다. 부서(소산구조)는 또한 사원(소산구조)들로 구성됩니다. 사원이 있기에 부서가 있으므로 사원이 부서를 만드는 것이고, 부서는 또한 그 부서에 필요한 사원을 채용하고 교육시키므로 부서가 또한 사원을 만드는 것입니다. 이리하여 아래로는 여러 하위 시스템을 거느린 하나의 전체 시스템이 이루어지고 이 전체 시스템도 더 큰 시스템의 하위 요소가 되는 자기제작 패턴의 프랙탈적 반

복이 세포→조직→장기→개체→생태계→우주에서 또는 그
들 사이에 계속되고 있는 것입니다. 이러한 시스템을 유기
시스템이라고 합니다(아서 캐슬러의 홀론 참조). 그러므로
자기제작패턴이 생명이라는 말은 모든 유기체를 넓은 의미
의 생명으로 보는 견해이고, 이것이야말로 이제서야 생명
을 제대로 본 결과라고 여겨집니다.

일단 요약하면 생명(유기)체의 구조는 소산구조이고, 패
턴은 자기제작패턴이라는 것입니다. 회사도 군대도 마찬가
지로 유기체이고, 그것의 구조는 소산구조입니다. 회사도
마찬가지이지만, 특히 군대의 경우 군인들의 입대와 제대
가 계속되면서 이루어지는 소산구조의 전형입니다. 그러므
로 부분이 모여서 일방적으로 전체를 만드는 기계와는 달
리, 유기 시스템은 전체의 필요가 부분을 만들고 역으로
그러한 부분이 전체를 완성합니다. 회사의 경우 사원들이
회사를 구성하지만, 전체라는 회사가 그 필요에 따라 사원
을 채용하고, 교육하며, 때로는 해고하며, 때로는 부서를
새로 만들거나, 폐쇄하고, 또는 통폐합합니다. 이런 면은
기계에서는 전혀 찾아볼 수 없고, 또 기계의 작동과는 너
무나 다릅니다. 그리고 이러한 생명체(유기체)만의 특징을
이용한 치료법을 현대의학은 전혀 개발하지 못하였고 오늘
날 무력함을 노정시킨 바로 그 이유입니다. 이렇게 장황한
말을 안 해도 누구나 기계와 생명의 차이점을 알고 있습니
다.

그러나 놀랍게도 현대 의학은 이러한 생명만의 고유성에
칼 융의 분석심리치료를 제외하고는 어떠한 치료법도 만들

어내지 못했습니다. 오로지 눈에 보이는 구조만을 문제삼고, 반드시 있는 생명현상의 진정한 근본인 그 배후의 패턴(조직원리)은 문제삼지 못했습니다.

자기제작패턴 그 자체는 그림18에서 보시다시피 육안으로 보이는 것은 아니지만 생명에 대해 생각해본 사람이라면, 그것이 있다는 것이 너무나 자연스럽다는 것을 압니다. 이것은 뇌(腦)의 색 지각 연구에서 극적으로 증명되었으며, 정보이론(정보는 창발되는 것이다)에서는 벌써부터 주장된 이론입니다.

즉 자기제작패턴이 눈에 보이는 물질이 아니라, 시간을 경과하며 진행되는 관계의 과정이고, 그 과정들은 '소산구조화'하여 그때그때 공간상에 단백질로, 세포로, 조직으로, 개체로 보였던 것입니다. 공간이라는 삼차원은 우리 눈에 너무도 잘 드러납니다. 그러므로 당연히 공간 구조는 하등동물에게조차도 잘 보입니다.

그러나 시간이라는, 즉 과거 현재 미래라는 비유하자면 또 하나의 공간도 있습니다.

그러나 여기에서 일어나는 일은 육안의 눈으로는 보이지 않습니다. 단지 그때그때 공간이란 단면에 구조로 드러나 보일 뿐입니다. 그러므로 시간이라는 유비적 공간에서의 세월구조(사실상 패턴)를 볼 수 있는 사람을 도인이라고 부릅니다. 그는 세월의 구조(=패턴)를 볼 수 있으므로 당연히 미래를 예측할 수 있습니다. 관계(과정)로 얽힌 생물의 연구에서 카오스이론은 미래의 예측이 양(量, 구조)적, 즉 종래의 계량적 방법으로는 불가능함을 증명하였습니다.

그러므로 미래의 과학은 지금까지처럼 양(量)만을 따지는 기계적 과학이 아닌 패턴의 과학인 위상수학을 기본으로 하는 질(質)의 수학, 패턴의 수학일 수밖에 없다는 것입니다.

즉 앞으로는 구조보다는(구조도 당연히 중요하지만) 패턴을 알아야 한다는 것입니다. 저것이 있음으로 이것이 있고, 이것이 있음으로 저것이 있다는 대승불교의 이론은 우주의 구조가 소산구조이고 자기제작 패턴으로 이루어졌음을 명확하게 말한 것입니다.

아무튼 소산구조의 심장이던, 모형으로 만든 인공심장이던 혈관의 직경과 피-흐름과의 관계는 혈류역학적인 저촉을 똑같이 받습니다. 바로 그 점 때문에 기계론적인 현대의학이 수술, 장기이식 등, 인체-공학적인 위력을 발휘했던 것입니다. 정적인 기계구조의 육체라면 누가 뭐라 해도 잘못된 덩어리가 생겼다면 오직 떼에 낼 수밖에 없습니다.

그러나 과정으로 이루어진, 항상 소멸되고 다시 갱신되는 흐르는 구조임을 안다면, 수술 이이에도 그 덩어리(소산구조)를 없애는 것이 원리적으로 가능합니다(수술이 필요 없다는 말이 아닙니다).

무생물의 소산구조는 외부의 조건에 따라 존망이 결정됩니다. 욕조의 물이 다 빠져나가면 사라지고, 베르나르 대류도 불이 꺼지면 사라집니다.

그런데 유기체나 생명체의 경우 한 시스템내의 각 소산구조가 자기제작의 관계에 있으므로 소산구조가 사라지지 않도록 주위 환경이나 내부 환경을 파악해 서로 협력하는 것입니다. 앞서 그림16의 경우를 확장하여 예로 들면 소산구조의 다리로 이동하여 연료를 구하고 항상 공급되도록 하며, 소산구조의 팔이 버너의 화기를 육각대류가 생기도록 그때그때 알맞게 조절하는 것입니다. 그리고 이러한 인지와 판단은 자기제작패턴이 담당하였습니다. 이렇게 적당히 공급되고 조절되어야 육각의 셀이 생겨나고, 그 셀은 다리와 팔의 소산구조가 되는 것이죠. 자기제작 패턴(기억, 인지 , 판단)은 내외적 환경을 판단하고 대처(행동)하여, 자기조직화원리가 원만하게 실천되도록 하여 소산구조가 유지되도록 하는 것입니다. 그리고 소산구조라는 구조물이 있어야 자기제작패턴도 원활하게 기능 하겠죠. 그러므로 소산구조와 자기제작패턴도 자기제작의 관계에 있는 것입니다(금화교역원리). 소산구조가 없이는 자기제작 패턴도 존재가 불가능하기 때문이죠(주역의 西南得朋, 東北喪朋 ; 동북은 고수하고 서남은 회통한다 함은, 예를 들면 세포막과 세포내 활동의 관계처럼 자기제작 패턴을 말하는 것이다. 그림 18).

자기제작패턴은 앞에서 일단 언급하였으나, 여기서는 이러한 자기제작패턴과 소산구조의 자기조직화원리를 서로 체용(體用) 관계로 보고 합쳐서 자기제작·원리라고 부르고 유기(=생명)체에만 있는 분위기(雰圍氣)를 방편으로 들어 설명하겠습니다. "자기제작·원리(자기제작 패턴+소산구조의 자기조직화원리)"와 어떤 "유기시스템의 분위기"가 똑같지는 않지만 "분위기"를 떠올리면 이해가 쉽습니다. 당연히 기계에서 분위기는 있을 수 없습니다.

그러나 생명체를 포함한 유기적 시스템에서 분위기는 당연한 존재이고, 익히 경험하는 바입니다. 생명체에서 이러한 분위기는 감정이나, 정서상태에 해당되기도 합니다. 그러므로 칠정의 부침("희노애락우비공喜怒哀樂憂悲恐", 七情의 뜨고 가라앉음)을 보아 기(氣)의 상태를 파악하려했던 조선조 사암 도인의 방법(사암침법, 허실보사)은 지당하다고 여겨집니다. 회사 등 유기체의 성장(=안정)에 회사 분위기는 매우 중요한 역할을 합니다. 그러므로 분위기를 일신하여 등의 표현을 자주 하게 됩니다. 이러한 분위기는 전화나 편지, 신경 등의 디지털 매체를 통하여 전해질 수 없고, 통합적인 느낌으로 전해집니다(전체의 통합으로 인한 것이므로 주체적이다).

그러므로 기(氣)의 순환을 신경계, 호르몬계, 혈관계 등과는 다른 경락이라는 체계를 통하여 표현한 것입니다. 경락이 물리적 실체는 아니지만 인체의 어떤 부위를 자극하여 어떠한 감정(넓은 의미의 감정)의 부침에 영향이 있었는지는, 동양철학적 우주 운행이치(금화교역, 체용원리 등)와 경험적 통계와 직감으로 인체의 표면에 경락을 그리게 된 것이고 그러므로 물리적 실재는 아니지만(물질적으로 보이거나 측정될 수는 없지만), 있는 것은 사실입니다(정신이 물리적 실재는 아니지만 있는 것이 사실인 것처럼). 여기서 육체(소산구조)라는 물리적 실체와 자기제작이라는 조직의 원리인 비-물리적 실체가 "서로 분리 가능한 것이 아님"을 알아야 합니다. 내가 너를 만들고, 네가 나를 만든다는 자기제작 패턴에서 실질적으로 만드는 것이 가능한

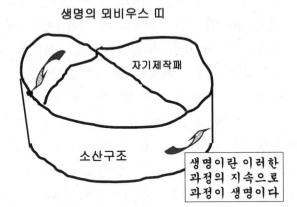

생명의 뫼비우스 띠

자기제작패

소산구조

생명이란 이러한
과정의 지속으로
과정이 생명이다

두개로 분별되지만 과정으로 하나이

이유는 소산구조라는 현실적 구조가 있기 때문입니다.

마찬가지로 유기시스템에서 소산구조가 오랫동안 지속할 수 있는 것은 자기제작 패턴이 있기 때문입니다(理事無碍). 생명유기체에서 서로는 서로에 의지하여 존재할 수밖에 없습니다(相依相關性). 유기시스템이 과정의 존재임을 알았다면 생명(유기체)의 이해가 그렇게 어려운 것만은 아닐 것입니다(그림19). 다시 강조하지만 생명유기체를 제대로 이해하기 위해서는 구조와 패턴을 동시에 고려해야 합니다. 현대의학은 구조적인 측면만, 그것도 소산구조가 아닌, 기계적인 기능만 강조하여 한계를 드러내게 된 것입니다. 자기제작패턴이 현상으로(물리적으로) 드러난(구현된) 것이 소산구조이고, 이러한 자기제작패턴은 항상 소산구조 속에 배어 있습니다. 그러므로 소산구조와 자기제작패턴도 서로

(자기)제작의 관계에 놓여 있습니다(금화교역 ; 체와 용이 서로 전변되는 원리, 소산구조와 자기제작 패턴이 서로 체와 용의 관계임). 유기체에서 이 둘은 서로 독립적으로 분리할 수 없는 관계로, 일체이면(一體二面)이라고 할 수 있습니다. 본질적으로 하나의 면인데 현상적으로 두 개의 면으로 보이는 '뫼비우스'의 띠(그림19)가 이것을 잘 형상화합니다. 동양학에서 "無極而 太極", 또는 "태극而 무극"이라고 할 때, 이(而)는 바로 뫼비우스띠를 말하는 것이며 동양학의 핵심사고(체용원리, 금화교역원리)가 됩니다. 같다(＝)의 의미도 아니고, 시간의 선후를 나타내는 것도 아닙니다. 자기제작 패턴이라는 도화지가 있어야 비로소 그 위에 소산구조라는 그림을 그릴 수 있고, 반대로 소산구조라는 도화지가 있어야 그 위에 자기제작패턴이라는 그림을 그릴 수 있습니다. 한 장의 종이에 비유한다면 앞면이 무극이면 뒷면은 태극입니다. 서로가 서로에 의지해서만 세트로만 존재가 가능합니다. 이것은 현대물리학의 중추이론인 불확정성이론이요, 에너지 보존을 통한 물질과 정보의 회통이며$(E = M \cdot C^2)$ 대승의 연기설이기도 합니다. 현상에서 한 면만(절대 독립적 존재) 있는 것은 불가능하니까요. 동양학(유기시스템이론, 우주가 유기체로 살아있고, 인격적, 목적적 존재)의 하도(河圖)와 낙서(洛書), 상생(相生)과 상극(相剋), 오운(五運)과 육기(六氣), 인(仁)과 지(智), 손등과 손바닥의 관계(而)가 다 그렇습니다. 자기제작(· 원리)이란 물리적 실체가 아니라 과정이므로 사실 공명이 잘 일어나 전체성의 분위기(칠정)가 생겨나는 것입니다. 이런

측면, 즉 유기체(목적시스템)에서 중요할 수밖에 없는 조직원리에 대한 치료가 동종요법입니다. 정신을 화학구조식(=물질)으로 나타내지 못하면 없는 것인가요.

자기제작패턴과 오행론

주역서의 맨 앞에는 유기시스템의 근본 원리인 "하도(河圖)"와 "낙서(洛書)"라는 두 그림이 걸려있습니다. '하도'는 태초의 말씀이란 의미로 우주의 뜻과 목적을 나타냅니다. 우주는 유기체이므로 반드시 목적을 가지고 있습니다. 소우주인 인간도 목적을 가지고 삽니다. 훌륭한 사람이 되어야지라고 목표를 정합니다. 이것이 바로 우주의 근원적 존재 원리인 '하도'가 나타내는 바이고 그러므로 도덕원리입니다(순리, 生生之爲道). 아무도 나쁘게 살아야지라고 목표를 세우지는 않습니다.

그러나 현실의 삶은 목표한 대로되지 못합니다. 여러 가지 관계가 얽히고 설키게 됩니다. 목표를 이루려는 현실의 과정을 나타낸 것이 우주의 변화 원리인 '낙서'입니다. 원리적 완성이라는 측면은 '하도'이고 그래서 이것은 우주의 애초의 뜻이므로 도덕원리(순리)라고 하였습니다. 원리적으로 2+3=5입니다.

그러나 현실의 세계에서 이러한 더하기 과정은 가지고 있던 두 개에 힘들여 새로 사온 세 개를 합하는 과정이 있습니다. 원리적으로는 이미 5이지만, 현실에서는 5개를 만

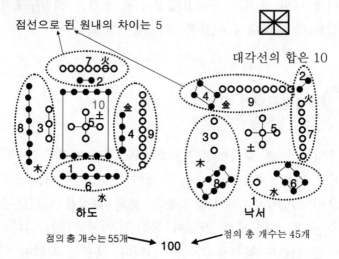

들려면 시간과 노력이라는 과정이 소모됩니다. 남자는 여자를 좋아하고, 여자는 남자를 좋아하는 것은 현실의 시간 이전에 이미 완성된 원리입니다.

그러나 이러한 원리가 실천되는 과정인 사랑, 배신, 결혼, 이혼이 세상 인간(생물, 유기시스템)들의 생활입니다.

아무튼 하도와 낙서에 대한 종래의 설명을 본 저자가 반복할 필요는 없을 것이다. 앞에서 언급한 자기제작패턴은 아주 간단히 도식만을 나타낸 예이고, 이러한 너와 나의 관계로는 너무 단순하여 모형에 불과하지, 본격적인 인지나 판단 기억이라는 현상이 생겨나기가 어렵습니다. 본 저자는 우주를 유기체로 보고(제임스 러브룩 "가이아" 원리 참조) 하도를 "자기제작패턴(生生之爲道)"에, 낙서를 소산구조의 원리인 "자기조직화원리"에 비교해 보았습니다.

그러나 이 둘은 서로 분리가 불가하므로 체용의 관계로 묘합되어 있는데, 생명의 독자적 인지, 판단, 기억이 일어나기 위한 최소의 복잡성(이 둘의 관계성)을 오행(五行)으로 보았습니다. 하도의 중앙에는 주체성(완성)을 의미하는 10이 있습니다(그림20). 자기제작패턴은 앞에서 본 것처럼 스스로 인지 판단하는 하나의 독자적 개체를 이룹니다.

그러나 자기조직원리는 욕탕의 소용돌이처럼 주위 여건에 따라 구조가 생기고 소멸됩니다(물리법칙, 역학관계). 그러므로 낙서는 중앙에 주체를 나타내는 10이 없고 양 대각선(관계와 반응)의 수를 합해야 비로소 10이 됩니다. 그러므로 변화의 원리입니다(제법무아, 제행무상). 너무 자기만 강조돼도(자기제작패턴) 시스템은 붕괴되고, 너무 상대에만 의존해도(소산구조의 자기조직화원리) 시스템은 해체됩니다. 적당히 나를 강조하고 적당히 주위와 협력을 하는 것이 중요하지요.

인류는 고리적에 자석(자철석)을 발견하였고, 자기력을 이용하였습니다. 그 뒤에 전기를 발명하였습니다.

그러나 자기와 전기가 다른 것이 아니라, 전하의 운동(과정)이라는 공통된 발원에서 생겨난 분리 불가능한 손바닥과 손등의 관계였습니다. 뫼비우스 띠가 다시금 연상됩니다. 과정의 우주에서 '하도'와 '낙서'가 나왔고, 전하의 운동에서 자기와 전기가 나왔습니다. 전기와 자기 '하도'와 '낙서'는 다르다면 다르지만 같다면 같은 것입니다. 이렇게 장황한 설명을 한 이유는 '하도'와 '낙서' 각각을 오행(동양적

왜 오행인가

2행과 3행은 단순하고, 상생과 상극이 중첩되어
순환성의 증폭과 감쇄가 일어나지 못함

4행과 6행 등 모든 짝수행은 두개로 분리, 하나의
체계를 이루지 못함. 상생과 상극의 대칭보존이 안됨

직접과 간접으로 하나의 요소에 나머지
모든 요소가 연결되는 복잡성의 최소
관계, 상생과 상극의 대칭보존.
5차 방정식 분석적 해가 없다(군론).
실수와 허수의 근이 도출(음과 양)

과학 논리의 하나)의 상생(相生, 자기제작패턴)과 상극(相
剋, 자기조직화원리)으로 막 바로 결부시키는 것을 일단 경
계하고자 함입니다.

  그러나 그렇게 비유함이 전혀 근거 없거나 전적인 견강
부회(牽强附會)는 아니므로 그러한 맥락에서 실제의 현상
에 응용하기에는 오행을 들어 말함이 좀더 실천적이라 사
료되어 생명유기체원리의 설명에 오행을 들고자 합니다.
오행은 '하도'와 '낙서'의 거룩한 뜻을 많이 훼손하게되지만
응용에 간편한 이점이 있습니다. 마치 우주의 본래면목을
훼손하고 태어난 과학이 제한적이지만 실용성이 있는 것과
마찬가지입니다.

그러나 이러한 실용적 도구를 쓰면서 항상 그 한계를 염두에 두고 참고해야 합니다.

본서는 일반독자를 중심으로 하지만 의사, 한의사, 약사, 생명연구가, 생명과학자, 생태학자 등에게도 도움이 될 것으로 생각합니다. 자기제작패턴은 앞서의 여러 그림에서처럼 내가 너를 만들고, 네가 나를 만드는 관계임이 확실합니다.

그러나 이것은 하나의 '개념도'이고 실제로는 이러한 너와 나의 단순관계로는 유기시스템의 복잡성은 나오지 못합니다(하나의 시스템이란 그 전제인 기억과 그리고 인지와 판단이 가능해야 합니다). 그리고 반복하지만 자기조직화원리(소산구조)가 없이 자기제작 패턴만의 존재는 불가능합니다. 그러므로 이 둘이 묘합된 총체적 관계인 오행(최소의 복잡성)이 되어야 비로소 스스로 판단하고 행동하는 하나의 최소 유기시스템이 작동됨을 동양의 오행론은 말합니다. 여기에서 특히 주목을 할 대목은 오행의 관계들이 자기제작이라는 생(生)의 관계와 음의 피드백(상대성)이라는 극(克)의 관계가 조화를 이루고 있다는 사실입니다. 왜 오행인지는 그림21의 설명과 같고, 왜 오행인지에 대한 수학적인 풀이는 본서의 수준을 벗어나므로 "과학과 철학4집"에서 '소광섭' 서울대 이론물리 교수님의 "오행의 수리물리학적 모형"을 참고하시는 것도 어느 정도 도움이 될 것입니다. 생명(유기체)시스템의 진정한 특징을 '마투라나'와 '바렐라'는 자기제작패턴이라고 하였지만 앞서도 밝힌 것처럼 필자는 이것만 가지고 생명시스템을 말하는 것은 불완

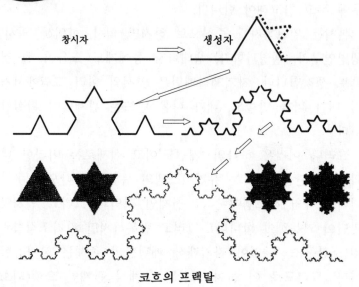

그림22

창시자 ⟹ 생성자

코흐의 프랙탈

전한 것이라 생각하여 우리의 오행론으로 생명(유기)시스템의 기준을 일단 완성하였습니다. 그림에서처럼 이행은 너무 단순하고, 삼행은 상생(相生) 상극이 겹치기 때문에 하나의 시스템으로 복잡한 환경에서 독자적 판단이 가능한 복잡성을 제고할 수 없습니다. 사행은 이행으로 반분되어 마찬가지이고, 오행이 되어야 상생 상극이 비로소 상보적으로 작용을 합니다. '마투라나'의 자기제작패턴(목적과 인지 판단이 가능)은 상생만, 그것도 둘의 관계만 의미적으로 말한 것입니다.

기계론의 "생명은 기계의 기능에 불과하다는 기능론"은 상극(相剋)만, 그것도 일부를 말한 것입니다. 상생과 상극을 상투적인 예로 알아봅시다. 칼국수를 뽑는 가정용 기계가 예입니다. 여기에서 상생은 밀반죽을 밀어내는 장치이고, 그리고 상극은 밀반죽이 마지막 통과할 때 저항하여 (극) 모양을 성형하는 틀입니다. 상생과 상극이 모두 있어야 칼국수가 뽑아집니다. 상생만 있어도 칼국수는 만들어질 수 없고, 상극만 있어도 역시 칼국수를 만들지 못합니다. 그러므로 생명유기체라는 자치조직은 이 두 가지를 동전의 앞뒤 면처럼 양면으로 가지고 있고, 그러므로 하나의 진정한 유기시스템입니다. 최소한 오행이 되어야 그림23에서처럼 비로소 하나의 자치단위로서 상생과 상극이 상보를 이루어 스스로 인지와 판단 행동이 가능합니다. 이러한 오행(생명현상이 가능한 최소패턴)은 생명체에서 여러 수준

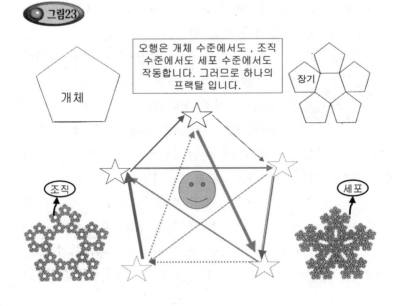

오행은 개체 수준에서도, 조직 수준에서도 세포 수준에서도 작동합니다. 그러므로 하나의 프랙탈 입니다.

개체

장기

조직

세포

으로 프랙털 방식으로 반복됩니다(그림22, 23). 종래의 수학인 양(量)의 수학으로 재면 프랙탈은 복잡하기가 그지없어 무한을 나타냅니다.

그러나 양(量)이 아니라 질(質)로 보면 그림22처럼 너무도 단순한 동작이 반복일 뿐입니다. 생물학적으로는 이러한 수준이 반복되는 층위수가 고등과 하등 생물을 구분합니다. 그림22은 가장 간단한 프랙탈의 설명입니다. 직선을 삼(三) 등분하여 중간을 그림처럼 조작하는 행위를 다시 생긴 작은 직선에 무한대로 계속하는 것입니다. 생명체의 프랙탈은 이처럼 구조의 반복이 아니라 '작동방식(오행)의 반복'입니다. 따지고 보면 복잡한 구조일수록, 각각의 수준에서 간단한 방식이 차원을 달리 반복되는 것임을 알아야 합니다. 과거에는 복잡한 구조는 물리적으로 분해하여 간단한 부품으로 최대한 만든 후 연구하는 것(요소환원주의)을 과학의 최고방법이라 했습니다.

그러나 기계보다 수억, 수조 배나 복잡한, 단세포 집신벌레는 사실 복잡하지 않습니다. 그러나 이렇게 단순한 단세포지만 기계론적으로는 어떤 첨단과학으로도 만들 수 없습니다. 간단한 작동방식의 반복이 계속되었을 뿐입니다. 그러므로 작동방식(과정)이 아닌, 정적인 구조를 분해해서는 생명 조직원리가 사라지므로 그 진면목을 도저히 알 수가 없는 것입니다. 생명의 경우 개체 수준에서 오행이 작동하고, 저 아래로는 세포 수준에서도 같은 오행이 작동합니다. 작동방식(조직원리)으로 보면 이렇게 간단한 것이 기계론(분자생물학)적으로 보면 불가능할 정도로 복잡하게 보입니다. 양자역학에서 하나의 소립자의 행동은 엄청나게 복잡한 수식으로 표현됩니다. 원칙적으로 무한대의 경우의 수를 고려해야만 합니다.

그러나 과연 그 소립자가 고 에너지 물리학 박사과정에서나 가능할 그 복잡한 수식(재규격화원리)을 공부하여 행동하는 것일까요. 그들은 너무도 간단한 원칙으로 행동할 뿐입니다. 그래서 동양의 성현은 우주는 간편하고 쉽다고 하였습니다(주역에서는 簡易라고 표현). 기계론적인 치료(현대의학)가 이미 세상에 드러난 구조를 정적인 구조라고 생각한다면 그것을 변경시키기 위해서는, 외부적 강제의 힘(화학적 약물 투여나 수술 등)을 필요로 합니다.

그러나 유기체의 조직원리에 따른 치료(동종요법)는 물리적 구조에 대한 치료가 아니므로, 강제적 힘을 필요로 하지 않습니다('리에보비치'의 책 "프랙탈과 카오스" 참조). 욕조의 소용돌이 구조는 배수구를 손으로 막거나 조절하면 모양을 쉽게 바꿀 수 있습니다.

그러나 기계나 기구의 모양을 바꾸려면 엄청난 노력이 필요하며 불가능하여 차라리 새로 만드는 것이 쉽습니다. 양만춘 장군의 귀에 작게 속삭이던 귀중한 정보하나가 당태종의 100만을 섬멸할 수 있었습니다. 물질(기계)적인 면만 너무 오래 보아오다 보니 정보(패턴)적 측면은 없는 것으로 착각하고 있는 것입니다. 순수한 기계라면 몰라도 자치(自治)체인 유기체는 정보와 물질과 그들 사이의 과정(에너지)으로 구성되어 있음은 당연합니다. 우주도 기계가 아니라 유기체이므로 하나이지만 현상적으로 양면(구조, 패턴)으로 나뉩니다. 이 양면을 적절히 고려해야 우주의 본질을, 생명의 본질을 알 수 있는 것입니다. '뫼비우스'띠의 위력을 다시 한번 실감할 수 있습니다. 현대물리학은 우주가 물질, 에너지, 정보로 이루어졌음을 말합니다. 그러므로 에너지나 정보에 작용하는 치료가 반드시 있어야 하는 것입니다.

동종요법의 경우 약물의 작용이 왜 그런지는 아직 확실하지 않은 큰 단점이 있지만, 간과하지 말 것은 인간의 인지가 아직 부족하여 기전을 못 밝힘을 알아야지 동종요법에 문제가 있어서 그런 것이 아님을 직시해야 합니다. 사실 현대 약물도 그 작용(치료)기전이 확실히 밝혀진 것은 의외로 소수(현재 반수 정도로 보고되고 있음)입니다. 우연한 기회에 다른 목적으로 적용된 물질이 예상치 못한 결과를 초래하여 그 후로 그 질환의 약물로 채용된 경우가 아주 많습니다. 그리고 과거에는 기전이 그러한 줄 알고 치료에 썼는데 지금 와서보니, 그렇지 않다고 밝혀지는 약물이 과학이 발전함에 따라 많아지고 있습니다. 동종요법 약물의 정확한 기전은 아직 가설 단계이지만, 물질적 구조에 작용하는 것이 아니라, 생명의 배후인 "자기제작패턴"(=눈에 보일 수 없지만 엄연히 존재하는 시스템의 조직원리, 예를 들어 분위기는 눈에 보이는 구조는 아니지만 있다는 것은 누구도 부정하지 않습니다),

또는 "자기조직화 원리"에 작용하는 것은 확실합니다. 중요하여 반복하지만 이 두 원리는 항상 붙어있는 일체이면이라고 여러 번 언급하였습니다. 회사 등등, 어떤 유기적

시스템을 다시 예로 들어봅시다. 이러한 시스템에서는 그 구성요소인 사원들이 회사의 가야할 방향과 분위기 등을 대체로 공유합니다. 그래야만 하나의 회사(=하나의 시스템)로서 업무가 원활하죠. 그렇지 않은 사원이 있다면 인체시스템에 비유하면 전체에 통합되지 않는 암세포인 것입니다. 분위기란 유기적 시스템(생명시스템)에만 적용되는, 기계에는 없는 비-물질적이지만 확실히 존재하는 실체입니다(정신도 비-물질적이지만 확실히 있는 것처럼). 아시다시피 분위기란 전체(全一)적인 것이지 부분적일 수는 없습니다. 생명시스템을 포함한 유기시스템의 모든 현상은 정도의 차이는 있지만 종합현상의 부분적 발로입니다. 회사(회사도 생명처럼 유기체이므로)에 문제가 생겨서 '경리과'에서 문제가(증상이) 드러난 경우가 대부분이지, 회사전체와 상관없이 순수한 '경리과'의 문제는 많지 않을 것입니다. 이때 억지로, 단지 증상이 거기서 드러났다 해서, '경리과(부분)'만 바로잡아 되는 것이 아니라, 회사 전체의 상황을 보고 치료해야 한다는 것입니다. 이때 억울하게 '경리과' 직원만 퇴출시키면 일시적으로는 어떨지 모르지만 장기적으로는 더 큰 문제가 야기됩니다. 사실 회사의 분위기만 살짝 바꿔도 부작용 없고, 고통 없는 진정한 치유로 이어지는 경우가 많습니다. 유기 시스템의 요소(부분)에 강제력을 가해 치료하는 것이 아니라, 전체적으로 문제점을 파악, 그에 따라 요소들이 회사를 위해 마음껏 일할 수 있는 분위기를 조성함이 회사의 발전에 더 중요할 것입니다. 이것이 인체시스템에서는 동종요법적 치료에 해당합니다.

생명시스템은 요소들이 강한 유대를 이룬 유기시스템이고 조화시스템입니다. 그러므로 모든 요소는 전체의 목적과 나아갈 방향을 각자의 수준에서 어느 정도는 공유해야 하고 서로 교환해야 합니다.

그러나 상식적으로 신경과 호르몬 정도만 가지고는 미묘한 공감대를 이룩하기 어렵습니다. 오히려 신경계 등을, 이러한 분위기를 원활히 조성하고(촉매처럼), 경쟁에서 살아남아야 하므로 효율을 제고하기 위한 방편의 일종으로 생겨난 진화적 산물이라고 보아야 할 것입니다. 인류가 먼저 있었고, 그들 사이에 정보의 유통을 통한 공감대 형성이 부족(夫族)을 이루었습니다. 그리고 나서 세상이 발전되고 커지자 그러한 것을 좀더 원활히 하기 위해서 전화 (Telephone)가 생겨난 것입니다.

즉 전화가 있어서 분위기가 존재하는 것이 아닌 것처럼, 신경 시스템은 생명유기시스템의 분위기 전달에 효율을 높여주지만, 그 자체가 분위기도 아니고, 전체 분위기의 주체가 될 수도 없습니다. 창조주 신이 모든 만물이 판단하는 것을 일일이 제어하고 인도하여야 하지만 도저히 그럴 수가 없으므로 신의 대행자로 오행(五行)이라는 자체판단 자동장치(자기제작패턴↔자기조직화원리)를 각각의 생명에 장착시킨 것입니다. 그리고 오행, 또는 "자기제작패턴↔자기조직화원리"는 앞서의 여러 그림에서처럼 세포의 차원에서도, 조직의 차원에서도, 개체의 차원에서도 작동하도록 하였습니다. 그리고 세포와 조직간에도 조직과 장기간에도 작동하므로 시스템이론의 동형성(Isomorpism, 짱잉칭의 완전정보생물학 참조) 이론으로 볼 때, 크던 작던 다 오행이라는 작동방식(과정)을 공유하므로, 각 차원간에도 공명(물질이 아니라 과정이기 때문에 가능)이 일어나, 물질적 실체는 아니지만 일종의 분위기(氣) 형성이 가능하게 된 것이죠. 이러한 오행이라는 원리가 현실화되면 육기(상징적으로 風寒暑濕燥火로 표현)로 드러납니다. 오행(五行)은 육기(六氣)로 드러나고 육기(六氣)라는 현상적 존재가 있어야 오행이 운행되는 것입니다(體五用六원리 참조). 그러므로 오행과 육기도 "자기제작패턴"과 "자기조직화원리(소산구조 원리)"처럼 서로 상보적 존재로 뫼비우스 띠처럼 일체이면(一體二面)의 또 하나의 예입니다(동양의 유기체론은 모두 이런 식이므로 제대로 하나를 알면 모든 것을 다 아는 것이다).

유기체론과 기계론의 비교

기계론이 무엇인지를 알아야 현대의학을 이해할 수 있습니다. 현대의학이 무엇인지 대강은 알아야 동종요법의 이해가 쉽습니다. 현대의학에 대한 이해는 거창할 것이 아무 것도 없습니다. 시간이 있어 차를 맡기고 정비가 어떻게 이루어지는지 보는 것은 재미있고 유익합니다. 의사들이 하는 일이나, 정비기술자들이 하는 일이 100% 일치함을 보는 것은 기분을 묘하게 만듭니다. 이상한 것은 현대 의사들의 무뚝뚝함과 무표정은 여기에서도 재현되고 있다는 것입니다. 기계론주의자들이 생명을 생각함에 기계와 똑같다고 본 것은 물론 아닙니다. 생명 현상 중에 최대로 기계와 비슷한 점을 이용하였을 뿐입니다. 기계와 비슷한 점은 뉴턴의 역학체계에 그대로 들어맞아 객관적 연구에 제격이었기 때문에, 미분방정식 및 그 개념을 이용하여 기계로 근사화시켜 연구할 수 있었습니다.

  그러나 그럼에도 불구하고 그들은 생명이 기계 훨씬 이상이라는 것도 잘 알았습니다. 그러나 그런 점은 객관 과학적인 연구가 될 수 없었기에 버렸던 것입니다. 달리 말하면 없기 때문에 버린 것이 아니라, 있는 것을 알지만 연구방법이 왜소하여 차마 손대지 못한 것입니다. 그들의 과학 수준인 직선의 자로 우주 산물의 자연스런 굴곡을 재려하다 보니, 어쩔 수 없이 비교적 굴곡이 덜한 부분만 직선으로 근사화시켜 측정했던 것입니다. 미안한 마음을 가지고 차선으로 시작한 일이, 후세에 와서는 변질되어 직선자로 재지지 않는 것은 없는 것이고, 이제 신화가 된 과학에 불충한 것으로 여겼으며, 그래도 있다고 하면 사이비로 낙인을 찍었습니다. 과학의 창시자들은 그런 버려짐이 마음에 걸려 종교에 의지하게 되고 대부분 신앙심도 매우 깊었습니다(예, 뉴턴, 데카르트 등등). 이 대목에서 이상한 점은 '생명이 무엇인가'가, 또는 '인간이 무엇인가'가, <인간(생명)의 이성이 고작 300년간 제조한> 과학보다 더 진리인데도, 우주의 작품인 위대한 생명을 인간의 이성이 만든 하나의 담론체계인 과학이란 이름(기준)아래 재단하였다는 점입니다. 공자의 말씀이라는 내용보다도 죽가대(대나무 조각으로 만든 책)의 제조과정에 더 관심이 있다는 것입니다.

생명이 무엇인가가 중요한 것이 아니라, 생명의 어떤 측면이 과학화하기에 좋은가가 더 중요했고, 이것이 현대에 이르러 실제 치료효율보다는 연구실적이라는 '종이 의학(논문을 위한 논문)'이 연구를 이끌게 되었고, 생명의 연구는 왜곡되기 시작했습니다. 단 한번만이라도 논문이 실리는 것만 가지고도 연구자의 팔자를 피게 할 정도의 연구가 달마다 "셀", "사이언스", "네이춰"라는 위대한 잡지에 쏟아져 나오지만 정작 환자에게 도움이 된 경우가 천문학적으로 적다는 사실입니다. 이러한 대표적인 잡지 이외도 수많은 아류논문(SCI 상위급)에만 실려도 한국에서는 대단한 뉴스가 됩니다. "논문은 논문일 뿐" 시비 걸지 말자! 연구나 논문이 잘못되었다기보다는 생명(유기체)은 구조와 패턴으로 되어 원리적으로 분리가 불가능한데 너무 지나치게 분리만 강조하여 생긴 일입니다. 쪼개고 분석하는, 예를 들면 분자생물학적 연구는 앞으로도 생물 연구의 중추일 수밖에 없습니다.

그러나 유기체의 연구에서는 반드시 전체(패턴)를 보는 연구와 병행되어야 합니다.

제가 이러한 책을 쓰는 이유 중에 하나도, 300년간 지속된 잘못된 생명의 연구를 바로잡는데 일조를 하고자 하는 것입니다. 큰 것을 작은 것에 구겨 넣고 못 들어가는 대부분을 잘라 버리고, 들어온 일부만 연구한 것입니다. 특히 생명이란 것이 부분(부분의 단순 모임)이나 물리적 실체가 아니라 전체성이고 과정적인 것임에서 볼 때 한참 무언가 잘못 되었음을 이론이 아니더라도 직감적으로 알 수 있습니다(生生之爲易). 비단 생명을 포함하는 유기체뿐만 아니라, 우주의 구성 방법(무생물을 포함하여)이 과정임은 현대의 제반 사상의 공통된 목소리입니다(그림24). 양자이론에서는 우주물질의 근본 벽돌인 소립자가 물질의 점이 아니라, 과정임을 확실히 밝혀 놓았습니다. 과정이라는 말은 그대로 전체성을 함의합니다. 과정(=시간성)은 전체의 역학(전체의 관계와 전체적 판단에서 일어난다, 그러므로 목적적이다)에서 일어나지, 인간에 의해 예정되어 만들어진 기계처럼 부분간의 고정적, 결정적, 기능적 연결을 이러한 의미의 과정이라고 하지는 않습니다. 기계론은 "부분의 합이

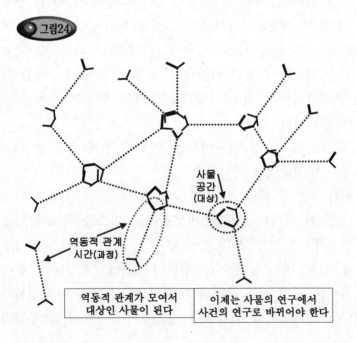

그림24

사물
공간
(대상)

역동적 관계
시간(과정)

역동적 관계가 모여서
대상인 사물이 된다

이제는 사물의 연구에서
사건의 연구로 바뀌어야 한다

전체"라는 논리이고, 그러기 때문에 복잡한 것의 연구는 부분으로 최대한 나누어 최대한 단순화시킨 후, 그 각각을 엄밀히(기계론에서 엄밀화=단순화이다) 연구한 후 그 각각의 결과들을 합치면 전체를 알 수 있다는 논리입니다. 유기체론은 "전체가 부분의 합보다 항상 크다"는 논리입니다. 여기에는 소산구조라는 .과정구조(흐르는 구조)에서 보았듯이, 상기에서 언급한 "과정"이 매우 중요한 역할을 합니다. 오늘날 모든 분야에서 유기체론이 받아드려졌고, 이제는 당연한 것이 되었습니다. 단 의학과 생물학, 공학에서만 아직도 기계론이 우세를 유지하고 있고, 경제학에서는 백중지세 판도를 나타내고 있습니다(노벨상 수여로 볼 때). 그림25에서처럼 설탕의 단맛도 그 구성 부분인 탄소, 수소, 산소에는 없는 것으로 그림과 같이 전체의 관계가 형성되

그림25

시스템 창발 (전일주의)

C, H, O에는 단맛이 없다
패턴(역동적 구조식)이라는 특이 관계에 단맛은 있다
고로, 단맛을 연구하기 위해 관계를 요소로 분해하면 안 된다

C12H22O11

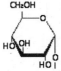
생명

생명은 그 자체로 전일적인 것이다
분해하면 무엇이 사라지는가

단맛은 설탕에 있는가, 우리의 혀에 있는가

정보창발론

세상 어디에도 단맛은 스스로 존재하지 않는다.
단맛이란 정보는 창발되는 것이다.
설탕과 혀의 **관계**에만 단맛이 존재

어야 되어야 비로소 생겨나는 것입니다. 이러한 설탕의 단맛을 연구한다고 자르고 그 각각을 연구하여 합치는, 종래의 기계론적 과학방법은 이런 경우 전혀 쓸모가 없습니다. 아무튼 무엇 보다 아쉬운 점은 이러한 논리(기계론)가 인생의 최대보루인 <가장 그러하지 말아야 할> 의학에서도 오늘날 여전히 지배적(일방적)인 사고가 되어있다는 것입니다.

그러나 이러한 기계적인 것이 양심에 걸려, 그리고 이것으로 생명의 오묘함을 도저히 설명할 수 없게되자 생기론(生氣論)이 탄생됩니다.

그러나 생기론은 기계론의 땜질에 불과함을 알 수 있습니다. 기계론을 벗어난 오묘한 생명현상을 신(神)을 끌어들이지 않고 설명하고 싶은 일단의 기계주의 학자들이 "생기(生氣)"라는 비-물리적 실체를 끌어드려 설명하려는 시도입니다. 이들 과학자들은 종교를 가지고 있지만, 불경스럽게도 신의 영토에 인간의 깃발을 세우기를 원하고 있습니다.

즉 신의 뜻으로 설명되던 현상을 인간의 아전인수격 논리로 설명하고자 하는 것입니다. 결국 신의 영토는 점점 좁아질 수밖에 없습니다.

그런데 이상하게도 신의 영토가 줄어들면서 인간의 마음도 점점 좁아지고 압박됨이 느껴집니다. '생기론자'들은, 기계론 하에서 필히 발생하는, 이러한 압박을 피하고자 생명을 교묘히 왜곡시켰습니다. 생명이라는 현상에 대한 설명이 기계론만 가지고 불가능하므로(설명이 안되므로) 그때마다 그들은 "생기(生氣) 또는 기(氣)"라는 애매한 단어를 오징어의 먹물처럼 내뿜고 숨어버리는 전략으로 일관, 진정한 의학의 발전에 심대한 저해 요인이 되었고, "생기와 기"는 사이비치료의 배양접시를 역할을 하였습니다.

결국 생기론은 기계론의 제 문제가 백일하(白日下)에 드러나게 하는데, 뜻하지 않게 은폐물로 작용했고, 그 만큼 생명의 연구는 더디어진 것입니다. 당연한 이치로 생명을 다루는 학문에 진정한 발전이 어려웠고, 그 방법인 의학에도 오늘날 위기가 온 것입니다. 오늘날 회자되는 "의학의 위기"가 분자생물학과 생명공학이 덜 발달되어 온 것이 아님을 명심해야 인류의 큰 공포이며, 최대의 적인 질병을 조절하고 다룰 수 있게 됩니다. 생명이 과정의 그것인 이상, 과정의 부침(浮沈)인 질병은 반드시 따라다닐 수밖에 없습니다. 그러므로 질병을 없앨 수는 없지만 충분히 조정할 수 있음을 알아야 합니다. 여기까지 정독하신 독자들은 인류가 불치로부터 해방되는 데에 현대의 분자생물학(생명공학) 단독으로는 근본적으로 기여할 수 없음을 알았을 것이고, 동종요법과 서로 상보적인 측면(전체⇌부분)에서 연구만이 근 시일 내 이러한 공포를 몰아낼 진정한 대책임을 짐작하실 줄 압니다. 동종요법에 대한 연구는 현 분자생물학에 대한 국민과 언론적 관심의 "백 분의 일"이면 족합니다. 연구자금도 "천 분의 일"이면 족합니다. 다시 한번 강조하지만 생명의 기능 수행은 주로 기계적인 측면을 많이 이용합니다(≒생리학). 그러므로 기계론적인 현대의학은 질병의 구제에 반드시 필요하고, 매우 중요합니다.

그러나 유기체론적 의학이 발달해, 서로 상승적으로 작용하여 서로가 상호 진일보한다는 사실을 명심하였으면 좋겠습니다. 생명의 양면인 구조와 패턴이 과정(나누면 구조와 패턴으로 둘이지만 합쳐보면 과정으로 하나가 된다)으로 하나됨처럼 현대의학과 동종요법은 서로 반목과 질시의 관계가 아니라, 반드시 상호 협력의 관계여야 합니다. 그렇게 노력하는 것이 안 하는 것보다 좋다는 의미가 아니라, 구조와 패턴의 관계처럼 그렇게 해야 만이, 반드시 진정한 치유의 혁명을 이룰 수 있다는 것입니다. 아주 쉽게 말하면 생명이 그렇게 생겼기 때문에 그렇게 해야 된다는 말입니다. 그러므로 지금의 의사들은 양의이건 한의이건 반쪽의사에 불과합니다. 현대의학으로 무장된 양의가 그 기반 위에다 동종요법을 익힌다면 그야말로 완전한 의사가 될 것이고, 완전의학에 대한 기대도 무망하지 않을 것입니다.

임스(IM'S) 포인트(불가능의 지점)

기계론의 요소환원주의(복잡한 것을 연구할 때 요소로 잘게 나누어 각각을 연구하고 그 연구결과를 합치면 전체를 알 수 있다는 주의, =미분방정식)는 근자의 '프랙탈이론'을 만나면서 그 효력을 잃고 맙니다. 예를 들면 코흐의 프랙탈(그림22)은 도저히 미분할 수가 없습니다. 그 그림에서 보시다시피 부분을 아무리 확대해도 꺾어진 모양이지 직선이 되지 않습니다. 자연은 알고 보니 프랙탈원리로 되어있다는 것이 밝혀졌습니다. 오행론의 오행처럼 이러한 작동방식이 여러 수준(Level)에서 반복되고 때로는 중첩되고 계속 됩니다. 그러므로 사실상 잘게 나눈다는 말(미분)은 불가능하다고 볼 수 있습니다. 생명유기체의 일부 기계적인 부분만이, 잘게 나누는 환원적 연구가, 근사화라는 방법으로 일부 가능하였던 것이고 이것으로 현대의학이 발달한 것입니다.

그러나 이것이 생명의 본질일 수가 없었으므로 오늘날 의학에 위기가 초래된 것입니다. 그리고 또 하나의 측면은 '임스포인트(불가능의 지점들)'라는 견해입니다. 생명을 연구하는 제일의 목적은 질병치료에 있습니다. 그리고 현대의학의 그 무기는 바로 약물입니다. 수술적 치료도 있지만 약물을 사용하지 않으면 불가능합니다. 앞에서 나온 '유사의 법칙'은 현대 약리학에서도 큰 원리입니다. 현대의 약물은 생체내 활성 물질을 흉내낸 것이니까요.

그러나 또 하나 현대 약리학의 원리는 차별화의 법칙이며 또한 전략입니다. 이것은 현대의학이 기계론과 요소환원주의에 철학적 근거를 의지하고 있다는 증거이기도 합니다. 차별화란 평화와 협력 화해의 원칙이 아니고, 바로 전쟁의 전략임을 바로 알 수 있습니다. 인간에게는 무해한데 세균에게는 유해하다 거나, 인간의 위장세포에는 작용하나 다른 세포에는 작용을 하지 않는다든지 이러한 차별화가 없으면 약이 될 수가 없습니다. 위장에 작용하여 소화만 잘되게 하고싶은데, 심장에도 영향을 주어 혈압을 높이면 곤란합니다. 다행히도 여러 장기마다 세포 작동방법들에 차이가 있어서 이러한 전략은 그런 대로 성공을 거두었습니다.

그러나 이제는 세포를 더 잘게 분자 수준으로 나누는 연구가 진행되고 있습니다. 그러나 세포는 장기나 조직마다 달라 차별화를 바탕으로 약물이 개발되지만, 세포내의 분자들의 작동방식은 모든 세포가 매우 유사한 기구를 사용하는 관계로(또는 너무나 망으로 엉켜 있어서), 분자 수준의 연구에서는 연구발표는 넘쳐나지만 전략상 치료약으로 되기는 어렵게 되었습니다. 차별화가 안되기 때문이죠. 어떤 분자에 영향을 주는 약은, 거의 모든 세포에 그 분자가 존재하기 때문에 약이 될 수가 없습니다. 더 잘게 나누면 나눌수록 연구는 무궁하지만, 치료 약물로 연결될 연구는 거의 없을 수밖에 없습니다. 이러한 지점을 '불가능의 지점' 이라 하였고, 오늘날 의학연구는 이러한 지점을 통과하였으므로 약물의 발견과 연결되는 연구의 빈도는 갈수록 기하급수적으로 떨어집니다. '비아그라'의 경우는 하나의 예외인데 세포 내 어떤 효소분자가 이상하게도 음경의 세포에서만 독특한 변이가 있어 그것만 공략하는 약물이 가능했던 것입니다.

그러나 이런 경우는 아주 드물 수밖에 없고, 진화론을 빌어 말한다면 성기는 종족의 번성에 제일의 장기이므로 특별배려?(사실은 왕성한 생식에 의한 개체수의 증가)가 있었던 것입니다.

즉 성기 내 효소의 우연한 돌연변이로 성교 시 성기에만 피가 몰리는 개체가 생겨났는데, 그 결과 성교시 심혈관계에 무리를 주지 않으므로 이 돌연변이 종은 당연히 자식 생산이 뛰어나 점점 그 수를 증가시켰고, 그 자식들만 남게 되었습니다.

또 하나 현실적으로 와 닿는 예를 든다면, 앞서도 잠깐 언급하였지만 세균 대사(Metabolism)와 인간 대사의 차이점은 결국 유한하여 항생제를 만드는 전략이 한정되어 있는데 비해, 세균의 돌연변이나 저항성 획득의 가능성은 무한대이므로 인간의 항생제 전략은 시간이 문제이지 언젠가 무릎을 꿀 수밖에 없다는 사실입니다. 사실 이러한 현상(수퍼 박테리아 출현)은 우리나라를 포함해 전세계적으로 나타나고 있고, 현대의학이 불가능의 지점을 통과하고 있다는 또 하나의 조짐입니다. 아무튼 잘게 나누기 연구(분자생물학)는 반드시 전체를 보는 연구와 상보관계가 되어야 서로 빛을 발하게 됩니다. 반세기전에 물리학자들이 소립자의 실체 앞에서 절대 객관(≒자존심)이라는 객체를 버리고 관계, 과정이라는 진정한 우주를 본 것처럼 생물학자나 의료인들도 문서상의 의학도 중요하지만, 진정으로 환자의 치료에 도움이 되는 의학이 무엇인지를 숙고할 때가 되었습니다.

● 현대물리학이 말하는 진정한 과학은 이것인데!!

현대의 물리학혁명은 엄청난 것이어서, 자연 과학계에 대한 영향은 물론이지만, 사상계(인문)에도 참으로 많은 영향을 주었습니다. 그 혁명자체는 상식으로는 이해하기가 불가능하고, 수학을 통해서만 그것도 이해가 아니라 이용할 수 있습니다. 이상하게 생각되겠지만 이러한 혁명을 주도한 과학자들도 이해를 하지는 못하고 있습니다. 아무튼 이해는 못하지만 양자론과 상대론으로부터 도출된 양자역학은 현대의 제반 가정용 및 첨단장비에 응용되어 매일 한시도 빠짐없이 이용되고 있습니다. 이것은 단적으로 과학이란 무엇인가를 여실히 보여주는 것입니다. 일단, 간단히 그 정신만 살펴보면 다음과 같습니다. 상대성이론을 통하여, 시간과 공간이란 것이 원래 있는 것이 아니라, 현상의 사물을 파악하기 위한 편의적 산물임이 아인슈타인에 의해 적나라하게 드러났고, 물질도 에너지의 하나의 형태에 불과함도 드러났습니다($E=MC^2$). 이것만 가지고도 인류역사상 유래를 찾을 수 없는 혁명임이 충분히 느껴집니다.

그러나 양자론의 파격에 비하면 이 정도는 아무 것도 아닙니다. 입자(소립자, 양자)라는 우주 물질의 근본 벽돌이 단단한 점이 아니라, 동시에 전 공간에 퍼져있는 파동의 하나라는 것이 드러났고, 그 것도 독립적으로 존재하는 실체로서가 아니라, 전체라는 맥락 속에서만 상대적 관계로서 존재하는, 일종의 춤사위라는, 일시적 패턴이었다는 것이 드러났습니다. 같은 의미이지만 좀더 부연하면 우리의 종래의 상식은 이제 무용지물이 됩니다. 양자론에서 아무 것도 <절대 객관적으로> 스스로 존재하지 못하고, 보아주는 존재가 있어야, 즉 이러한 관찰의 관계 속에서만 존재하게 됩니다. 극미의 세계에서는 객관적인 존재가 있는 것이 아니라 보는 방식(관계-맺기)에 따라 전혀 다르게 존재한다는 것입니다. 원래 객관적 대상으로 밖에 그렇게 있었던 것이 아니라, 보는(관찰하는) 행위가 그렇게 있음을 창조한다는 것입니다(동종요법I 참조). 이러한 인식론(어떻게 아느냐)적 문제는 그간의 절대 객관 과학(=뉴턴 과학)에서는 말도 안 되는 사이비였습니다. 객관적인 세계가 엄연히 밖에 있고, 그것을 알아내는 것이 관찰이고, 실험이고, 과학이라고 여겨왔었던 것입니다. 양자(소립자)의 세계에서 소립자가 "입자"인지를 알아(물어)보려고 작은 양자 당구공을 부딪히면 입자처럼 튕겨 행동(대답)하고, "파동"인지를 알기 위해 회절판을 양자 앞에 설치(물어보면)하면, 파동처럼 회절되어 대답합니다(노벨상 수상자이자, 양자역학의 산파인 하이젠베르그는 "자연은 묻는 방식에 따라 대답한다"는 유명한 말을 남겼습니다).

그러므로 측정 이전에 그들(양자, 소립자)이 존재하는지조차(확률적 존재), 그렇다면 어떻게 존재하는 지는 원리적으로(불확정성원리) 아무도 정확히는 모릅니다. 모른다고 응용을 못하는 것은 아닙니다. 그 깊숙한 것은, 또는 분리시켜 하나하나는 모른다 하여도, 이렇게 하면 이렇게 관계의 결과를 낸다면, 모르는 내부를 블랙박스로 놓고 그 관계를 수리화시켜 이용할 수는 있습니다(양자의 확률적인 본성을 그대로 이용). 현대의 최고 물리학자인 '리처드 파인먼'은 과학이란 진리를 알아내는 수단이 결코 아니고, 현상을 잘 이용(예측)하기 위한 지적인 전략임을 강조하고, 그 맥락에서 그 이름이 풍기듯 "재규격화이론"이라는 양자역학의 실용성을 연구하여 노벨상을 수상합니다.

동종요법도 놀라운 치료효과와 전혀 부작용 없음이 통계적으로 증명되었으면 되었지, 그 치료과정이 오래된(낡은) 뉴턴의 과학(=기계적 상식)으로 선뜻 이해되지 않는다고 고통과 시한에 쫓기는 사람에게 적용치 않는다면 이보다 아픈 코미디는 없을 것입니다. 양자(소립자)의 존재와 행동(확률적 본성, 즉 확률적 존재, 그러므로 그것의 존재와 행동은 분리 불가합니다)이 상식적으로 납득이 가지 않는다고, 납득 될 때까지 응용하지 않았다면 오늘의 과학문명은 당연히 없을 것입니다. 왜 그런지 과정은 일일이 모르더라도 "관계의 일관성(이것이 현대물리학과 대승불교의 핵심이며 최대 일치점입니다)"을 안다면 이용하는데는 지장이 없는 것입니다(오차를 최소화시키는 재규격화가 필요하지만). 그리고 가능하다면 그 과정의 자세함도 차차 알아내면 됩니다. 아무튼 명실상부 현대 과학의 최고(최고 성공한)이론인 양자역학(QED)은 오늘날 일상 문명기기의 모두를 뒷받침하고 있습니다. 이 이론은 상대성이론과 양자이론을 전자기력(우주의 4대 힘 중에 하나)의 영역에서만 일단 통합하여 이루어진 이론입니다. 상대성이론으로 "공간 3차원과 시간"이라는 우리의 상식이 뛰노는 현실무대는 엄밀 과학으로 말한다면 환상이 되었습니다. 그리고 양자론에 의해 그 공간에서 움직이던 객관적인 객체(사물)도 사라졌습니다.

그러나 이것은 산사에서 수도를 일삼는 노스님의 일갈이 아니라, 최고의 과학이 말하는 것을 옮긴 것뿐입니다. 과학이란 말을 자주 사용하는 사람들은 대부분 이러한 변화를 모르고, 대개 그가 현대적 이름의 학과를 졸업했거나 그러한 직장에 있는 것만으로 자기는 과학적이라고 생각합니다. 그것이 전혀 그것을 보증하지 못하는데도 말입니다. 양의사가 한의사보다 더 과학적인 사고를 하는 것은 아닙니다. 오늘날 대개의 현대인들은 "눈에 보여줘만"을 과학이라고 생각하고 있습니다. 동종요법의 놀라운 치료효과를 질병치료에 고맙게 이용을 하면 되는데, 그 치유 과정(치유가 중요하지 치유과정의 이해, 불-이해가 환자에게 무슨 소용입니까, 전혀 부작용이 없음도 통계적으로 증명되었습니다)이 현재의 과학 수준에서 이해가 안 된다고 거부하는 이율배반적인 의사들이 많습니다. 양자역학을 이용하여 태양계 밖으로 우주선을 날리지만 양자(量子)가 진정으로 어떠한 것인지 아는(이해하는) 사람은 없습니다. 이용만 하면 되는 것이죠. 동종요법도 증상과 치료의 통계적 인과관계(약전-증전)를 확고히 하여 인류의 치병에 큰 역할을 하면 되는 것이고, 그 자세한 과정에 대한 의문점은 앞으로 계속 연구하면 됩니다.

한편 물리학의 언어이자 이성의 꽃인 수학에서도 이에 못지 않은 혁명이 일어났습니다. 현존하는 인류 역사상 최고의 지성이라고 불리는 사람하면, 아무래도 '괴델'이라는 수학자를 많이 꼽습니다. 이성의 최고 산물인 "논리"는 언뜻 보기에 충분히 완벽하고, 완전합니다. '유클리드' 기하학에서 몇 개의 공리로부터 정리가 만들어지는 논리과정에 어떤 오류도 있을 수 없고 너무도 깔끔하다는 것을 잘 아실 겁니다. 너무도 완벽한 체계에 감명 받은 '스피노자' 등 후세의 많은 철학자들도 이러한 공리계를 완전한 우주를 표현하는 데 사용하고 자랑스러워했습니다(스피노자의 저서, 윤리학 참조).

그러나 이렇듯 온 인류(극동의 사상은 예외이지만)가 그렇게도 믿어 의심치 않았던 논리에 심대한 결함이 있음을 논리의 꽃인 수학이, 수학의 기본인 산술을 이용하여 증명하였던 것입니다. 시간, 공간, 물체(질점), 그들 간의 이동 법칙은 우리(뉴턴)가 은연중에 현상을 파악할 때마다 머리 속에 그리는 방식입니다. 공간과 시간이 절대적으로 있고, 거기에 입자(사물)라는 객관적인 질점이 있어, 이것의 이동을 논리(역학)를 통해 시·공간상에 드러낼 수 있고, 그러므로 과학의 궁극의 목표인 예측을 가능하게 할 수 있다는 것입니다.

그러나 이러한 절대왕조(뉴턴)의 전제는 지난 1세기 동안의 과학혁명에 의해 모두 축출되었고, 그것도 그 어떤 왕정복고의 조짐도 없이 말입니다. 부연하면 3차원 공간과 시간은 '아인슈타인'에 의해 축출되었고, 그 안에 있던 질점은 양자론에 의해 소실되었습니다. 그리고 그 공간과 시간에서 질점(물건들)의 운동의 법칙이라는 이성적 논리는 괴델에 의하여 원인무효를 선고받았습니다. 괴델은, 과학의 어떤 사실적 현상의 혁명보다도, 그것의 모든 바탕이었던 평명한 인간사고(=이성, 데카르트)의 한계를 어떤 의심의 여지도 없이 보여주었다는데 물리학의 혁명보다 더 심원한 것이었습니다. 그것도 인간 이성의 대표격인 산술로 증명하였다니 말입니다.

그러나 이것은 인류에 대한 재앙이 아니라 축복입니다. 왜냐하면 이성 이상의 것의 존재를 증명한 것이기도 하니까요(부분보다 전체가 중요하다).

양자-상대론이 미시세계(소립자)의 일에 잘 적용되며 거기에서 잘 드러납니다.

그러나 이러한 미시세계는 그대로 거시 물질세계의 기반이 아닐 수 없습니다. 아직도 거시 세계에서는 "근사화(近似化)"라는 전 왕조의 충신이 남아 있어, 의학과 생물학에서는 뉴턴-데카르트 왕조의 명맥을 이어가고 있습니다.

그러나 지난 세기 중반부터 불거진, 소위 "카오스이론"이라는 "복잡계 수학이론"의 하나가 전 왕조의 충신인 "근사화"마저 '인위적 기계에서'만 가능이라는 작은 영역에 연금시켰습니다. 이러한 과학의 제반 혁명은, 아쉽게도 일반인이 쉽게 이해하기 어려운 관계로, 이러한 과학의 적용을 근거로 하는 현대적 장비들을 일용은 하지만 그 원리에 대한 이해는 전혀 없습니다. 새 왕조의 혜택을 뻔질나게 이용하면서, 사고는 과거왕조(교조적 과학)의 그것을 벗어나지 못하는 분열증의 상태에 있습니다. 특히 전 국민의 과학 수준이 낮지만 그 이용만은 왕성하다고 알려진 우리 나라의 경우 이러한 분열증의 부작용은 향후 더욱 심각할 것입니다. 일본만 하여도 이러한 과학의 혁명을 선도하였거나 주도한 세계적 인물이 수십 명을 헤아리고, 그들 중 일부에게는 노벨상이 수여되었습니다.

그러나 진정 부러운 것은 이러한 노벨상의 대가들이 상

대론, 양자론, 카오스이론, 불완전성정리 등등 현대의 제반 과학혁명의 본질을 어떻게든, 그 대강이라도 일반 대중에게 전달하려 애를 쓴다는 점입니다. 그러한 생각에서 세계적 대 석학들이 노고를 아끼지 않고 쉽게 쓰려고 무던히도 애쓴 그들의 과학-대중서적(전파과학사)을 접할 때마다, 감동을 떠나 마음이 숙연해 집니다. 말로는 과학입국이라고 하면서도 이런 대중과학서적은 거의 읽지 않는(열심히 책을 만들고는 있지만) 우리의 현실을 생각하면 무언가가 잘 못되었음을 즉시 알 수 있습니다. 그럼에도 왜 교육열은 높은지, 무엇 때문에 그렇게 교육을 시키려고 하는지, 진정한 교육은 사람됨이 아니라 경쟁자를 물리치는 수단으로만 생각하는지, 도무지 앞뒤가 너무 맞지 않습니다. 이러면 안 된다는 것을 잘 알면서도 지속되는 행위이기에 더욱 씁쓸할 수밖에 없습니다. 모쪼록 이 한 권의 책이 자신과 가족들은 물론 자녀들의 건강에 크게 기여되기를 바라고, 동종요법이 널리 알려져 고통스런 난치 질환에 대한 진정한 대책이 되기를 빌어마지 않습니다.

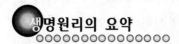

생명원리의 요약

예로부터 내려오는 속설 중에 '명강의'자는 강의 후반부에 그날 배운 것을 요약을 해주는 교수라고 합니다. 물론 여러 가지 사정으로 본 저자도 강의시간에 그런 친절을 아직 베풀지는 못하고 있습니다.

그러나 여기까지 읽어 준 독자제위께 고마운 마음으로 한번 시도해 봅니다. 당연히 반복되는 감도 있지만, 한 번 정리해 보는 것이 효율적이라는, 옳지 않을지도 모를 전설을 따르려 합니다(A tale that wasn't right, 필자가 좋아하는 곡). 우선 그림26을 통해 소산구조와 자기제작 패턴의 관계를 확실히 할 필요가 있을 것입니다. 서로가 그려 준다는(만들어 준다는) 두 손의 관계는 자기제작 패턴이고, 그림 우측의 육각 무늬가 의미하듯이 손은 소산구조입니다. 그러므로 매 순간 그리지 않으면(제작하지 않으면) 사라지므로 항상 그려야(제작해야) 합니다. 그러면서도 주위 여건에 맞추어(환경에 대한 認知) 빨리, 또는 천천히 느리

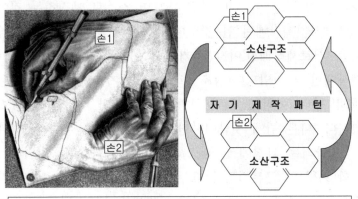

에셔의 '그리는 손'이란 판화를 소산구조와 자기제작패턴으로 표현, 손은 당연히 소산구조이고, 소산구조인 양손이 서로 그려주는 것은 자기제작패턴입니다. 역으로 자기제작 패턴에 의해 항상 다시 그려져야만 하는 손이기에 소산구조입니다. 여기서 소산구조와 자기제작패턴이 하나이면서도 둘인 관계를 짐작할 수 있습니다(이원적 일원). 서로는 서로에 의지해서만 존재가 가능하기 때문이죠

게도 그립니다. 소산구조인 손의 구성요소들은 계속 교체되어야 하지만 이러한 구성요소들의 교체에도 불구하고 큰 틀은 잘 유지되고 존속됩니다.

그러나 어떤 틀에 준거하여야만 형태의 큰 변화 없이 일부요소들을 계속 교체할 수 있을 것입니다. 그러므로 일정한 형태의 유지를 위해 이러한 배후의 틀이 반드시 필요함은 이제 두 말할 나위가 없습니다. 신병이 입대하면 군은 그 신병을 군인으로 만듭니다. 그리고 그 군인(손1)이 실질적으로 군대(손2)를 만들므로 그 병이 제대하여 새로운 신병이 들어오면 그렇게 만들어진 군(손2)이 그 신병을 다시 군인(손1)으로 만듭니다. 생명유기체에서도 마찬가지 현상이 일어나며, 그 배후의 틀이란 그림26에 비유하면 그려주는 상대의 손입니다. <u>형식적으로 보면 서로 제작해 주는 "서로제작 패턴"이지만, 본질로 보면 스스로 제작하는 것이므로 "자기제작패턴"인 것입니다.</u> 요약하면 현상으로 그냥 보면 '서로제작패턴'이지만, 가만히 이치를 따져 보면 '자기제작패턴'인 것입니다(참조 그림27). 여기서도 동양의 체용(體用)원리, 이원(二元)적 일원(一元)사상이 다시금 빛을 발합니다. 나온 김에 덧붙이자면, 현상의 분별이 본질의 하나로 묘합되는 과정에서, 金火交易(또는 금화호택) 원리라는 역학(易學)의 근본원리가 대두됩니다(동종요법II참조). 본질적으로, 그림27의 거울을 보는 것처럼, 내가 나를 만드는 것이므로 요소는 계속 교체되는 소산구조이지만, 나는 계속 나로 포괄될 수밖에 없으므로 결국 기억이 가능하게 됩니다(그림27). 새로운 기억들이 자꾸 포괄되어 먼저의 기억이 희미해 질 수는 있으나, 원리적으로 없어질 수는 없는 것입니다. 상식적으로도 예상되지만, 유기시스템이론에 따르면 기억이 가능하면 경험이 가능하고, 인지와 판단이 당연히 가능해져 비로소 하나의 자치체인 생명유기체가 됩니다. 그림27은 서로제작패턴이 본질적으로는 자기제작패턴임을 도식화한 것입니다. 단지 설명을 위해서 이지만, 이 그림의 거울은 영상이 천천히 사라지는 특수 거울입니다. 이 그림의 인체도 소산구조이므로 계속 사라집니다. 실상의 인체가 사라져도 거울 속의 인체는 얼마간 지속되어, 그것이 본(本)이 되어, 화살표(자기제작패턴)처럼 다시 실상의 인체를 만들어 줍니다. 이렇게 만들어진 실상은 다시 거울에 비쳐 천천히 영상을 만들고 이러한 작업이 끊임없

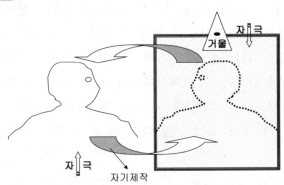

자극

거울

자극

자기제작

서로제작 패턴은 특수 거울에 비친, 자기제작패턴이다.
정보는 각 시스템마다 고유한 것으로 창발되는 것이다(체질).
닫힌 원의 순환에서 정보는 쌓일 뿐 없어지지 않는다(기억원리)
환경이라는 외부의 자극은 이 닫힌 순환에 영향을 줍니다.

이 계속 되는 것입니다. 주위 환경(자극)에 노출되면서 이러한 닫힌 과정(화살표)에 약간의 변화가 생기고 생명은 이러한 자신의 변화를 이전의 자신과 비교할 수 있으므로 인지와 판단이 가능한 것입니다.

즉 자극자체를 비교할 수 있는 것이 아니라, 자극에 의해 변화된 자신의 시스템을 자극 전후로 비교하고, 그것을 기준으로, 그 자극에 대해 나름의 표지(판단)를 합니다. 결국 <자기제작패턴이 내장된, 닫힌 고리순환을 하는> 유기체에서 모든 경험은 사라지지 못하고 계속 축적 포괄되고 재해석됩니다. 그러므로 그림27은 시스템이론의 중핵인 정보창발 논리를 그대로 보여줍니다.

즉, 외부의 자극이 정보를 특정하는 것이 아니라, 그 개체의 고유한 내부적 시스템이 정보를 결정한다는 이론입니다(체질론, 일체유심조). 원리적으로, 이 과정(자기제작패턴의 닫힌 원)은 모두 없어지고 다시 그려지는 것이 아니고 계속 포괄되는 것이므로 당연히 정보적으로 잃는 것이 하나도 없습니다. 순환 관계의 두 개가 동시에 사리지지는 않기 때문입니다. 자기제작패턴과 소산구조는 앞서 보여준 '핵산합성효소와 핵산'의 관계, '세포막과 세포내 활동'의 관계 등의 예가 있었지만, 이런 예 이외에도 자기제작패턴과 소산구조 사이에 관계가, 전혀 다른 차원에서도 얼마든지 있습니다. 그림28의 경우는 앞서의 예들과 크게 다르지 않고 다만 전신으로 스케일이 커져 있는 것으로, 근육을 움직여서 일을 하고 음식물을 구해야 하고, 내장은 이러한 음식을 이용해서 에너지와 양분을 만들어야 합니다.

그러나 근육이 움직이려면 내장이 공급하는 에너지와 양분이 필요하고, 내장도 유지되려면 근육이 일하여 섭취하는 음식을 필요로 합니다. 그렇지 못하면 소화 및 대사를 할 수도 없고 에너지와 양분을 만들지 못해 자신도 사라져야 합니다. 그림29의 경우는 사회유기체나 생명유기체가 경쟁에서 효율제고를 위해 자기제작과 소산구조를 전문화한 예입니다. 이 그림은 뇌(腦)와 사지(四肢)의 관계를 도식화한 것인데, 뇌도 물론 소산구조로 되어있지만, 뇌는 소산구조보다는 자기제작패턴의 측면을 더욱 집중화(전문화)시킨 곳으로 아주 복잡하게 얽힌 자기제작 패턴을 흉내낸 것이 뇌의 뉴런망(늑모듈)입니다. 그러므로 여기서는 인지

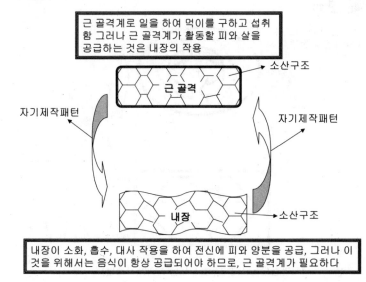

근 골격계로 일을 하여 먹이를 구하고 섭취함 그러나 근 골격계가 활동할 피와 살을 공급하는 것은 내장의 작용

소산구조

근 골격

자기제작패턴

자기제작패턴

내장

소산구조

내장이 소화, 흡수, 대사 작용을 하여 전신에 피와 양분을 공급, 그러나 이 것을 위해서는 음식이 항상 공급되어야 하므로, 근 골격계가 필요하다

와 판단이 극대화되고 정보의 창발이 극대화되게 진화(대립을 위한 변증법적 진화가 아니라, 조화를 위한 사랑의 진화)한 것입니다.

반대로 사지는 행동, 행위를 전문으로 하므로 자기제작패턴도 중요하지만 구조가 더욱 중요한 곳입니다. 한마디로 자기제작패턴과 소산구조사이에도 자기제작패턴이 있는 것입니다. 사회도 유기체이므로 다양한 직업들이 자기제작패턴과 소산구조를 이루면서 서로 조화를 이룹니다(복잡적 응계이론 Complexity Adaptation System, CAS, 참조). 상기의 예로 보면 정신노동자가 있는가 하면 육체 노동자가 있어 사회유기체가 잘 조화되는 이유이기도 합니다. 그러므로 그림26의 '그리는 손'이란 판화의 의미가 소산구조

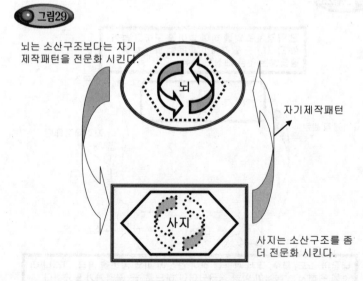

그림29

뇌는 소산구조보다는 자기
제작패턴을 전문화 시킨다.

자기제작패턴

사지는 소산구조를 좀
더 전문화 시킨다.

(육각형은 소산구조, 화살표는 자기제작패턴)

사이의 자기제작 패턴을 말함은 물론이려니와 자기제작패턴과 소산구조사이의 자기제작 관계도 포함하는 그림인 것도 알아야 합니다. 생명이나 유기체는 조화를 최고의 덕목으로 삼고 있고, 그것이 바로 살아있음(유기체)입니다. 조화와 획일화는 전혀 다른 것입니다. 생명이 획일화를 추구했다면 원래 하나의 세포인 수정란이 다양한 세포로 분화될 이유가 없었을 것입니다. 우주가 획일화를 추구했다면 이러한 천변만화(천변인화天變人化)의 우주는 아니었을 것입니다. 우주를 뜻하는 코스모스란 바로 조화를 의미합니다. 다양함이 다양함으로만 존재하면 그것은 혼란(혼동, 카오스)입니다. 다양함이 전체적으로는 조화되어 하나의 상태를 지향하는 것이 조화이고, 이런 것을 유기시스템이라고 정의합니다. 상기에서 일부 보았다시피 자기제작패턴의 다양한 예는 생물의 세계에 무한히 많지만, 조금만 눈을 돌리면 우주의 여러 현상에서도 바로 볼 수 있습니다. 그러므로 우주도 유기체입니다(가이아 이론).

자기제작(生, 만든다)이란 용어가 의미하듯이, 오행의 상생(相生)을 여기에 대비시켰는데 이 점에 대해 흐릿함이 있어, 요약으로 정리할까합니다. 양(量)을 따지거나, 분별이라는 디지털의 세계에서는 이진법으로 모든 것이 해결됩니다. 자기제작패턴의 두 개 이하의 화살표까지는 일단은 이진법으로 볼 수 있습니다.

그러나 우주의 현상에서 量은 量으로 끝나는 것이 아니라, 반드시 질적인 변화를 합니다. 주역의 괘상과 효상을 이진법과 그것의 프랙탈적 단순 반복으로만 본다면 문제가 발생합니다. 이진법의 괘상이 반복되면서 질적인 변화를 겪는 것을 보지 못하고 주역을 해석하는 경우가 종종 있습니다. 여기에서 구태여 양적 변화가 질적 변화를 유발한 예들을 나열하지는 않을 것입니다. 그러므로 양(量)과 질(質)도 체용의 관계에 있는 것입니다. 양(量)을 따지는 한에서는 이진법과 그것의 반복이면 충분합니다.

그러나 질(質)은, 수량의 함수가 아니라, 관계(패턴)의 함수이므로 둘로 나누어지는 것이 아니라 최소한 다섯의 관계가 필요함을 앞에서 언급하였습니다. 디지털 세상의 최소공배수는 2이고, 아날로그 세상의 최소 공배수는 5입니다. 인간의 뇌(腦)도 질(質)의 속성을 주로 알아보는 우뇌와 양(量)의 속성을 주로 알아보는 좌뇌로 어느 정도 전문화가 되어있다고 합니다. 우주가 구조적인 측면과 패턴적인 측면으로 나누어지는 것도 결코 우연히 아닌 것이죠. 우주 현상의 하나일 수밖에 없는 질병, 그리고 이것의 치료는 이 두 면을 동시에 살펴야 한다는 것은 이제 이론(異論)이 없을 것입니다. 자기제작패턴의 유형도 앞서의 몇 가지 예에서 보았듯이 매우 다양할 수 있으나, 5가지로 범주화시킬 수 있습니다. 종래의 수학처럼 양(量)을 따지는 것이 아니라, 이러한 관계(작용, 대칭성과 보존)들을 그룹별로 통찰하여 알아보는 수학이 추상대수학이고 군론(群論)입니다(質의 수학). 아무튼 이러한 이론의 응용이라고 볼 수 있는 Net work 이론과 위상기하학이론으로 위상불변량을 잘 추적해보면 오행작용의 당위성이 조만간 증명될 것이라 봅니다.

오행의 상생(相生)을 자기제작패턴에 상극(相克)을 소산 구조의 원리인 자기조직화원리로 방편상 환원하였었는데, 이것에 대하여 쉬운 예를 들어 설명 드릴까 합니다. 부부 는, 예를 들어, 서로 사랑이라는 자기제작패턴으로 서로를 남편으로 아내로 만들어 줍니다.

그러나 사랑<相生>만 가지고 모든 것이 해결되는 것이 아니죠. 당장 현실의 여러 문제들이 이러한 사랑의 교환에 영향을 줍니다. 살림을 위해 돈을 벌어야하고, 가사 일도 해야하는 등의 문제들이 생깁니다(상극). 이러한 문제들은, 사랑의 원리와는 다르게, 에너지보존 법칙에 저촉을 받으 므로 유기체에서는 항상 보충되어야 하는 문제입니다. 그 러므로 직장에도 나가고, 열심히 일도 합니다.

즉 앞에서도 설명 드렸지만 소산구조가 만들어지기 위해 서 비평형상태를 만들어야 하는데, 항상 평형으로 돌아가 려는 힘에 역행해서 이러한 상태를 만들려면 인위적으로 조장해야 합니다(예, 항상 음식을 먹어야 하는 이유). 그렇 지 않으면 모든 것이 평형으로 돌아가서 작용이 없어져 끝 나버립니다.

즉 뜨거운 것은 차지고 찬 것은 더워져서 일정한 온도로 되어 아무 것도 일어나지 않으며, 물의 모든 수위는 같아 져서 더 이상 흐름도 없을 것입니다. 반면에 사랑이 없다 면(상생이 없으면, 자기제작패턴이 없으면) 구조적인 요소 (상극, 소산구조)만으로 가정이 이루어지지 않습니다. 사랑 이 제대로 되려면 현실도 중요하고, 현실이 제대로 가려면 둘 사이의 사랑이 원동력이 될 것입니다. 그러므로 원리적으로 이 두 가지를 완전히 분리할 수는 없습니다. 하나로 붙어 있는 상태로 돌려가며 두 면을 보는 것입니다. 그러므로 상생과 상극도 서로 분리될 수 있는 두 개가 아니라 서로 상호침투(相卽相入)하는 체용의 관계에서 서로 묘합되어 있는 것입니다. 우주의 최고 경영자인 신(神)은 미물을 포함해 모든 생명체에게 자기제작패턴과 소산구조의 원리인 자기조직화원리를 묘합시킨 오행이란 자동장치를 넣어 주셨습니다. 사실 아무리 전능의 신이라 해도 억조창생의 매순간 판단을 일일이 간여하실 수는 없습니다(우주는 유기체로 비선형의 관계에 구성요소들로 이루어졌으므로, 카오스이론에서 말하듯 미래의 예측은 무한히 불가하고 신도 어쩔 수 없는 일입니다. 미래 예측불가는 '목적 우주론'의 신학은 변모해야 함을 뜻합니다). 신이 매 순간 판단(의도)한 대로 행동한다면 우주는 그 자체로 획일화되어 우주 존재(조화)의 아무런 의미가 없을 것입니다. 아무튼 누구든, 미물이라도 유기체라면 스스로 판단해야 합니다. 개울가의 하찮아 보이는 풀꽃도 어느 쪽으로 뿌리를 내려야 생계가 원만할지, 환경을 인지하고, 고민하고 판단, 행동합니다. 오행(五行)이란 말을 좀더 과학냄새로 우려서 표현하자면, 저명한 신경과학자 '마투라나'와 '바렐라'가 발견한 생명의 "자기제작패턴(색 지각 이론 참조바람)"과 노벨상 수상자인 '프리고진'이 정식화시킨 소산구조의 "자기조직화원리(이 연구로 노벨상 수상)"는 유기체에서 서로의 존재를 보장하고 서로 융합되어서만 존재합니다. 너무나 현명하게도 우주를 유기체로 오랜 동안 보아온 동양에서는 이 두

개를 하나로 뭉뚱그려 오행이라 불러왔던 것입니다. 그러므로 오행의 결과가 현상으로 드러날 때는 아무튼 소산구조라는 형식으로 표현됩니다. 동양에서는 이것을 육기(六氣)라고 표현한 것입니다. 인체을 포함한 소우주의 현상을 나타낼 때는 체오용육(體五用六)이라는 원리가 있고, 대우주를 표현하고자 함에는 체십용구(體十用九)라는 원리가 있습니다. 현상을 사는 우리는 어쩔 수 없이 분별을 가지고 살아갑니다. 그러므로 분별은 매우 중요한 것이죠.

그러나 현상적으로는 분별이 있지만 근원적으로는 다른 것이 아니라는 것도 알아야 합니다. 우리 몸을 구성하는 수조 개의 서로 다른 세포가 하나의 생명유기체로 아름다운 생명을 합창하지만 각각의 세포가 모두 다르다는 것을 우리는 압니다.

그러나 그 근원을 보면 수정란이라는 하나의 세포였음도 알아야 합니다. 대립과 차별을 위한 나눔이 아니었고, 조화라는 최상의 아름다움을 향한 우주의 마음이었습니다(모든 유기체는 마음이 있습니다. 그러므로 유기체입니다-시스템 이론에서). 구조만 가지고 조화를 이룰 수는 없습니다. 반드시 조직의 원리가 있어야 합니다. 자기제작패턴과 소산구조의 자기조직화원리를 합쳐서 한 마디로 말한다면 "조직의 원리"라고 부를 수 있습니다. 우리가 향상 경험하는 바이지만, 느슨한 사회유기체보다 훨씬 조화성이 강조되는 생명체의 경우 이러한 조직원리는 매우 중요할 수밖에 없습니다. 우리는 사회 생활을 하며 조직의 원리를 강조합니다.

그러나 그 원리가 훨씬 더 중요할 수밖에 없는 생명체에

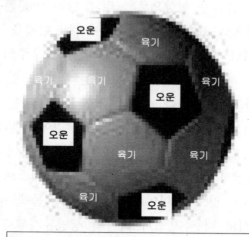

예로부터 구체는 완전함을 상징하고 우주를 상징하였습니다.
(파르메니데스의 존재, 마르크스의 논문)

서는 구조만 바라보고, 조직의 원리는 강조되지 못하고 있습니다. 그러므로 안타깝게도 이렇게 중요한 것을 치료에 이용하지 못하고 있습니다. 우주를 살펴 소우주인 인간을 알아보고, 인간만사를 살펴 우주를 통찰한 선현들의 지혜가 새삼 와 닿는 오늘입니다. 오늘날 최첨단의 학문에서 우주도 유기체이고 생명도 유기체입니다. 유기체 우주라는 말은 홀론(Holon)이란 말과 동일선상에서 이해되어야 합니다. 어떤 유기체도 스스로 개체이면서도 아래로는 하부 조직인 구성요소를 가지고 있고, 상부로는 환경이라고 부르지만 더 큰 유기체의 구성요소입니다.

즉 우주의 프랙탈적인 면모입니다. 그러므로 유기체인 우주에서 적자생존, 약육강식의 투쟁을 통한 변증법적 진화는 불가합니다. 단지 얼핏 현상이라는 거죽만 보면 그렇게 보일 뿐입니다. 올해 노벨 의학상주제는 에이팝토시스(Apoptosis, 세포고사)라는 세포의 자살에 대한 학설입니다. 생명유기체의 진정한 조화를 위해 오래되었거나, 상처를 입어 전체에 누를 끼치는 세포는 스스로 자살장치를 작동시킵니다. 우주는 사랑의 힘으로 진화하는 것이지, 대립과 분별의 각축장이 아니라는 것의 일부 예입니다. '인의예지'라는 우주근본단서(宇宙心)가 사단(四端)입니다. 인(仁)은 사랑을 나타내는 말로(仁者人也, 仁은 愛人也), 예(禮, 질서)로서 합치(조화되는)는 것입니다. 마르크스는 헤겔의 변증법을 거꾸로 돌렸고(물구나무), 다윈은 그대로 믿었습니다.

그러나 헤겔의 변증법인, 투쟁을 통한 상호승인은 우주를 뒤집어 본 것에 불과합니다. 현상에 드러난 용(用)을 체(體)로 혼동하고, 체용의 개념도 가지고 있지 않지만, 있다 하여도 분리 가능한 것으로 본 것이죠.

조화(調和)란 생명유기체를 포함한 모든 유기체에서 최고, 최상의 화두(공안)인 것입니다. 오케스트라(협연)를 감상한다는 것은 전체적인 조화를 즐거워하는 것입니다. 그렇지 않다면 각 구성원의 솔로연주만을 들어야 하겠죠. 협연에서 어떤 구성요소의 소리만 감상해도 즐거움이 있습니다. 왜냐하면 전체의 흐름 속에서 그 악기가 조화되는 이입의 묘합을 느낄 수 있으니까요.

그러나 그 구성요소가 독립되어 혼자서 연주를 하였다면, 협연이 주었던 그러한 즐거움은 불가능합니다. 전체의 흐름 속에서 그 어떤 소리(개별악기)의 전체와의 어울림을 감상하는 것과, 전체가 없이 그 어떤 소리만의 감상은 전혀 다르다는 말입니다. 협연이 추구하고, 청중이 감동되는 포인트는, 바로 서로 다른 것들의 조화입니다(획일화가 절대 아니고). 그러므로 그 오케스트라 구성원의 실력에 비교하여, 아주 우수한 구성원도, 반대의 경우도 모두 협연주의 완성도에 결함을 초래합니다(모든 구성원이 뛰어나면 더 좋을 것은 말할 것도 없지만). 생명이란 조화체를 치료하는 사람은 오케스트라의 지휘자에 해당됩니다. 오케스트라 지휘자는 전체의 조화를 최우선으로 하고, 그 흐름에 거스르는 돌출부를 다듬는 시도를 하여 더 아름다운 조화의 환희(흐름)를 연출하려 할 것입니다. 그러므로 우선 전체의 흐름을 살필 줄 알아야 하고, 때로는 분석적으로 다가가 각 악기의 장단점을 파악할 줄 알아야 합니다. 현대의학의 치료자들은 솔로 레슨의 훌륭한 지도자입니다. 이런 면은 오케스트라 지휘자가 되기 위해서는 필수적인 요소입니다.

그러나 생명은 반드시 오케스트라이고, 치료자가 지휘자가 되고 싶은 궁극의 목표이기도 합니다. 현대의학을 통해 각 악기에 대해 알았으므로, 이제 조직원리(자기제작패턴과 소산구조원리인 자기조직화원리의 묘합원리, 오행)를 터득하여 훌륭한 오케스트라 지휘자로 본연의 목표를 달성해야 할 것입니다. 독자 여러분들도 최고의 치료는, 우리의 내면에서 쉼 없이 활동하는 자치의(自治醫, Healing power)를 돕는 것이라는 것을 알아야 할 것입니다. 이러한 내면의 의사가 없다고 말할 사람은 아무도 없을 것입니다. 왜 뻔한 길을 아프게 돌아가려 합니까?

찾아보기

<ㄱ>

가이아 158, 193
검증 33, 34, 51, 52, 54
공명 61, 69, 72
과정구조 139, 148
과학철학자 138
광견병 100
괴델 183, 184
괴테 138
구조 35, 38, 138
군론 194
금화교역 156
금화교역원리 153
기계론 138, 172, 177
기공 37

<ㄴ>

나트럼 무리아티쿰 127, 134
나트럼 설퍼리쿰 107

낙서 157
내성 97
내성율 97
넉사 보미카 121
넉스 보미카 109, 110, 111,
  115, 117, 118, 126, 129,
  133, 134
뉴턴(Newton, Isaac) 170,
  181, 182

<ㄷ>

단백질 139, 140, 147
대안의학 37, 38, 40, 41, 56
대체의학 37, 38
데카르트(Rene Descartes)
  137, 141, 170, 184
동형성 원리 36
동형성이론 168
둘카마라 118, 133
디오스코리아 113

디지털 75

<ㄹ>

라이코포디움 127, 129
라크난테스 134
락토스 82
레고블럭 49
레둠 99
로비니아 111
루스 톡시코덴드론 103, 123,
  132, 133
리에보비치(Larry S.
  Liebovitch) 165
리처드 파인먼(Richard P.
  Feynman) 181

<ㅁ>

마그네시아 포스포리카 113
마사지요법 37
마투라나(Humberto
  Maturana) 147, 161, 196
만성질환 47
머큐리우스 솔루빌리스 119
명상요법 37
명현 현상 69

모듈 192
뫼비우스 띠 156, 169
무의식 69
물-구조이론 49
물질 35, 166
미국 의사협회 40
미국국립보건원 37, 40
미분방정식 170
밀레폴리움 120

<ㅂ>

바렐라(Francisco Varela)
  147, 161, 196
바이러스 35
발레리아나 128
베라툼 알붐 113
베르나르(Henri Bernard)
  148
베르나르 대류 144
벨라돈나 48, 105, 117, 119,
  120, 121, 122, 123, 128
벨로우소프-쟈포틴스키 반응
  145
변증인 74, 76, 85
보존법칙 98
복잡계 수학 138

복잡적응계이론 192
분석심리 150
분자 생물학 137
분자생물학 142, 164, 171, 175
불완전성정리 186
불확정성원리 181
브리오니아 104, 114, 115, 119, 133, 134
비소 32
비평형 144, 145

〈ㅅ〉

삼부쿠스 니그라 121
상대성이론 180
상태공간 61
상한론 81
생기론 174
생명공학 137, 175
생명력 35, 67, 73, 75, 77, 92
생명원리 43
생명유기체 59, 60, 138
석가모니 98
설퍼 124
세피아 111, 131

소광섭 161
소립자 165, 172, 179, 181
소산구조 139, 140, 141, 144, 147, 153
소우주 62, 138
수용체 34
스코폴라민 95
스테로이드 40, 122
스트라모니움 129
스트레스 71, 77
스피노자 184
시간지연 69
시미시푸가 134
시믹 134
시스템 58, 68, 148
시스템이론 36, 59, 190
식품의약품안전청 40
실리카 124, 126, 127, 133
심파이텀 103

〈ㅇ〉

아나칼디움 133
아날로그 75
아르니카 98, 99, 100, 101, 102, 103, 104, 106, 107, 108, 109

아른트-슐츠 법칙 49
아서 캐슬러(Arthur Coestler) 150
아인슈타인 180, 184
아코나이트 100, 106, 117, 118, 122, 128, 132
아피스 104
아피스 멜리피카 122
알루미나 115
알리움 세파 117, 118
알세니쿰 알붐 113, 114, 117, 118, 123, 129
암브라 그리세아 124, 132
약전 33, 34, 36, 51, 52, 53
양자 181
양자-상대론 50, 138
양자론 180, 184
양자역학 165, 181
양자역학(QED) 182
양자이론 172
어르티카 우렌 123
에고(ego) 69
에너지 36, 78, 139, 144, 166
에너지 보존법칙 62
에쿠이세툼 131
엔트로피 73, 116
영양치료 37

오실로코키넘 122
오피움 115
오행 159, 163, 169, 177
오행론 50
완전의학 39
왕립-동종요법대학 41
요소환원주의 137, 141, 164, 176, 177
위상공간 61
위상불변량 194
위약효과 78
유기시스템 59, 62, 149, 157, 193
유기시스템이론 50, 189
유기체 35, 38, 60, 139, 147
유기체론 173
유기체의 기억원리 28
유대관계 71
유사의 법칙 36, 54, 177
유클리드 183
유프라지아 119
유프라토리움 퍼포리툼 122
유해균 35
육각대류 153
육기 169
음악치료 37
의식 69

이그나시아　108, 109, 111,
　125, 129, 133, 134
이원(二元)적 일원　188
이펙칵　134
이펙칵, 또는 이펙칵쿠아나
　120
인식론　181
입자　181

〈ㅈ〉

자기제작 원리　35
자기제작 패턴　146, 153
자기제작(Autopoiesis)패턴
　147, 148, 149, 188, 196
자기조직화원리　35, 142, 145,
　153, 196
자유연상　69
장기이식　137
장중경　81
재규격화이론　181
적조　98
정-배수 희석　44
정보　36, 166
정보이론　151
정보창발　190
제임스 러브룩　158

젤세미움　99, 117, 122, 125
조직원리　78, 151, 164
존재정리　45
주역　36
중추신경계　99
증　47, 61, 72
증류수　32, 48, 49
증상 셋트　32
증전　33, 34, 36, 51, 53, 55,
　56, 76
증제화　55
지질　140, 147
진단명　75
진탕　32, 44, 48, 49
짱잉칭　168

〈ㅊ〉

차이나　111, 114, 120, 132
참모밀라　112, 126, 128, 129
체면술　69
체용원리　188
체질　47, 68, 72, 80, 117
추상대수학　194
침술　37

<ㅋ>

카르보 벡 111
카오스이론 138, 186
카우스티쿰 130
카이로프락틱 37
칸다리스 105
칼 융(Carl Gustav Jung)
  31, 150
칼렌듈라 100, 102, 108
칼리 카르보니쿰 129, 134
칼리 포스포리쿰 133
칼카레아 카르보니카 127
칼카레아 포스포리카 102,
  132
캡시쿰 120
켈리도니움 111
코카 133
코쿨러스, Coculus 95
콜레스테롤 147
콜로신디스 111, 113
크레오소테 131
키트 82

<ㅌ>

타렌툴라 히스파나 126

<ㅋ>

타바쿰 94
타입 47, 72, 80
토마스 쿤(Thomas Kuhn)
  138
통시성 62

<ㅍ>

파동 180
파라켈수스 138
파라타이포이디넘 114
파상풍 100
파이로제니움 102, 119, 120
패시플로라 128
패턴 35, 38, 138
펄사틸라 110, 111, 117, 119,
  122, 126, 131, 134
페럼 포스포리쿰 117, 119,
  120, 121, 122, 128, 134
페트롤럼, Petroleum 95
포도필럼 113, 128
포스포러스 111, 117
포텐시 81, 92
프랙탈이론 176
프로이드(Sigmund Freud)
  69
프리고진(Ilya Prigogine)

145, 196

플라시보 78

플라톤 138

피타고라스 138

<ㅎ>

하네만(Hannemann, Samuel)
42

하도 157

하마멜리스 114

하이드라스티스 119

하이젠베르그(Werner
Heisenberg) 181

하이퍼리쿰 107, 108

하이퍼리쿰 연고 100

항히스타민제 95, 122

향기요법 37

헤링(Hering, Constantine)
69

'헤링'의 법칙 69, 80

헤파 설퍼리스 123

현대물리학 35, 98

현대의학 38

혼돈으로부터의 질서 142

홀론 150, 198

화학반응 50

효력 67

효소 35

흐르는 구조 139

희석 32, 45, 48

희석의 법칙 44

히스테리 69

히요스키아무스 130

히포크라테스 31, 138

<영문>

AMA 40

C 48

CAM 37, 40

Pyrogenium 120

SCI 45

X 48

생명의 원리로서의 동종요법

찍은날 2002년 11월 20일
펴낸날 2002년 11월 25일

지은이 임 종 호
펴낸이 손 영 일

펴낸곳 전파과학사
출판 등록 1956. 7. 23(제10-89호)
120-112 서울 서대문구 연희2동 92-18
전화 02-333-8877 · 8855
팩시밀리 02-334-8092

전파과학사 2002 printed in Seoul, Korea
ISBN 89-7044-231-6 03510

Website www.S-wave.co.kr
E-mail S-wave@S-wave.co.kr